基于心电图的心内科典型病例分析

王晓群　著

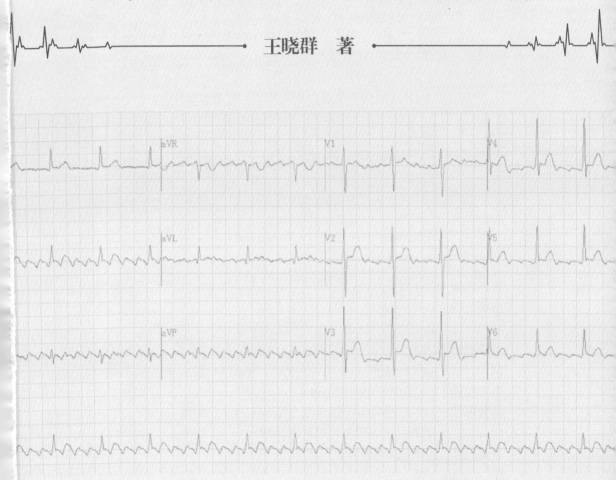

学苑出版社

图书在版编目（CIP）数据

基于心电图的心内科典型病例分析 / 王晓群著 . --
北京 : 学苑出版社，2022.7
ISBN 978-7-5077-6430-7

Ⅰ . ①基… Ⅱ . ①王… Ⅲ . ①心脏血管疾病－病案②
心电图－诊断－病案 Ⅳ . ① R54

中国版本图书馆 CIP 数据核字 (2022) 第 115399 号

责任编辑：黄小龙
出版发行：学苑出版社
社　　址：北京市丰台区南方庄 2 号院 1 号楼
邮政编码：100079
网　　址：www.book001.com
电子邮箱：xueyuanpress@163.com
销售电话：010–67601101（销售部）67603091（总编室）
印 刷 厂：北京兰星球彩色印刷有限公司
开本尺寸：710mm × 1000mm　1/16
印　　张：10.5
字　　数：132 千字
版　　次：2022 年 7 月第 1 版
印　　次：2022 年 7 月第 1 次印刷
定　　价：78.00 元

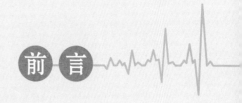

前　言

　　本书收集了 50 例临床上常见及罕见心脏病的典型心电图实例，内容涵盖冠心病，心律失常，心肌、心包疾病，电解质、内分泌紊乱及其他全身性疾病，旨在通过对心电图的解读提高临床医生及医学生对疾病的认识。本书案例虽然不多，但经过精心挑选，力求在满足典型性、广泛性、针对性的要求的同时，以短小的篇幅减轻读者阅读负担，使其有所收获。

　　本书的另一特色在于除了对相关疾病的心电图进行擘肌分理之外，还提供了大量心脏及全身疾病诊断相关的临床实图，包括冠状动脉造影、心脏超声、CT、心脏磁共振、核素显像等检查，并配以精美插图。这些实图均来自宝贵的临床一线，颇具代表性，它们在理论和实践之间架起一座桥梁，能够帮助临床医生及医学生更为全面、立体地了解疾病特征、转归和诊疗原则，同时也能更加深入、透彻地理解心电图表现及内在机制，并熟练地进行心电图诊断。这也是本书最大的价值所在。

王晓群

E-mail：Xiaoqun_Wang@hotmail.com

2022 年 5 月

目 录

冠状动脉篇

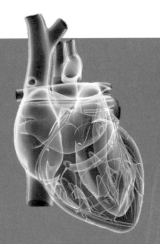

基于心电图的心内科典型病例分析

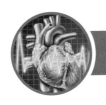

1.冠状动脉解剖与心电图定位

冠状动脉各级分支的解剖学分布与供血心肌存在相对固定的关系（图1-1）。急性 ST 段抬高型心肌梗死（STEMI）时，ST 段抬高与 Q 波形成提示该导联对应心肌存在缺血损伤或梗死，故可通过心电图判断梗死心肌及犯罪血管，对指导制定治疗方案和经皮冠状动脉介入治疗（PCI）策略极为重要。

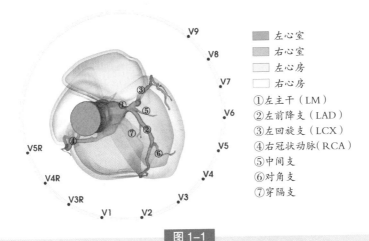

左心室
右心室
左心房
右心房
①左主干（LM）
②左前降支（LAD）
③左回旋支（LCX）
④右冠状动脉（RCA）
⑤中间支
⑥对角支
⑦穿隔支

图 1-1

冠状动脉解剖、各分支动脉的供血范围及心电图导联的对应关系

冠状动脉各分支走行及供血范围

❶ 左主干（LM）：LM 开口于左冠状动脉窦，向下走行于左心耳和肺动脉主干之间，长度通常为 10 ～ 25 mm，分出左前降支和左回旋支。

❷ 左前降支（LAD）：LAD 起源于 LM，沿前室间沟下行，其末梢多数绕过心尖切迹止于后室间沟下 1/3，分支包括垂直发出的穿隔支和对角支。

LAD 的供血范围包括左心室（简称左室）前壁、侧壁、心尖（部分个体包括下壁）以及室间隔前 2/3 部分。其中，穿隔支供应室间隔前 2/3 的心肌，而对角支走行于心外膜，负责左室侧壁和前外侧乳头肌的血供（图 1-2）。

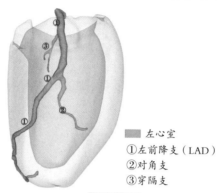

■ 左心室
①左前降支（LAD）
②对角支
③穿隔支

图 1-2

左前降支（LAD）及分支走行，供血范围包括左室前壁、侧壁、心尖及室间隔前 2/3 心肌

❸ 左回旋支（LCX）：LCX 是 LM 的另一分支，沿左房室沟向左走行，绕过心左缘终止于左室膈面，并于心左缘发出钝缘支（OM）。LCX 主要供应左室侧后壁和左心房（简称左房），其中 OM 供应左室侧壁。此外，约 10% 个体的后降支（PDA）由 LCX 发出，同时供应下壁（图 1-3）。

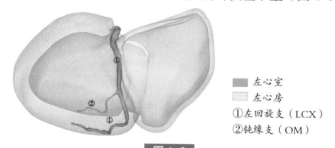

■ 左心室
■ 左心房
①左回旋支（LCX）
②钝缘支（OM）

图 1-3

左回旋支（LCX）及其分支走行，供血范围主要包括左室侧后壁和左心房

❹ 右冠状动脉（RCA）：RCA 起源于右冠状动脉窦，在右心耳和肺动脉根部之间进入冠状沟，绕过心右缘、心脏后壁至房室沟交叉处，分支为

左室后侧支（PLA）和 PDA（约 90% 个体由 RCA 发出，另 10% 个体由 LCX 发出）。RCA 主要供应右心室（简称右室）、室间隔后 1/3 部分、左室下壁和右心房（简称右房）。此外，90% 个体的房室结和 60% 个体的窦房结由 RCA 供血（图 1-4）。

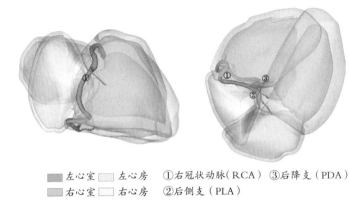

■左心室 □左心房 ①右冠状动脉（RCA） ③后降支（PDA）
■右心室 □右心房 ②后侧支（PLA）

图 1-4

右冠状动脉（RCA）及其分支走行，供血范围主要包括右室、室间隔后 1/3 部分、左室下壁和右房

心电图导联与梗死心肌的对应关系

透壁性心肌梗死（简称心梗）时，会出现由心内膜指向心外膜的 ST 段向量，导致相应导联 ST 段抬高，因此可通过 ST 段抬高的导联组合定位梗死心肌。结合上述冠状动脉供血范围，心电图导联、梗死心肌及可能的犯罪血管对应关系如下：

表 1-1 心电图导联、梗死心肌及可能的犯罪血管对应关系

心电图导联	梗死心肌	可能的犯罪血管
V1-V2	间隔壁	LAD 近段
V3-V4	前壁	LAD
V5-V6	心尖	LAD 远段、LCX 或 RCA
I、aVL	侧壁	LCX
II、III、aVF	下壁	90% RCA，10% LCX
V7-V9	侧后壁	RCA 或 LCX

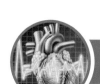

2. 急性心肌梗死（一）

病例简介

患者，男，64岁，因2小时前突发晕厥1次入院，持续约1分钟，晕厥前有胸闷，无牙关紧闭、抽搐等。既往有高血压病史5年。急诊查心电图如下（图2-1）。

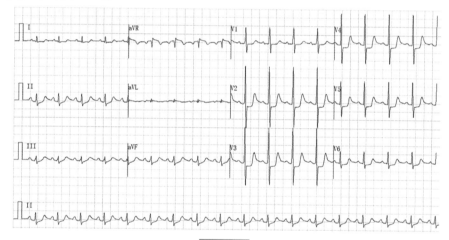

图 2-1

急诊心电图

读图要点

① 窦性心动过速（心率105次/分）。

② aVR 导联 ST 段抬高，II、III、aVF、V2-V6 导联广泛 ST 段压低（图2-2）。

③ V1 导联 R/S > 1。

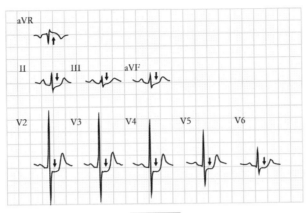

图 2-2

示意图显示 aVR 导联 ST 段抬高，伴 II、III、aVF、V2-V6 导联广泛 ST 段压低

后 续

结合患者症状及心电图表现，考虑急性心肌梗死，立即行冠状动脉造影（简称冠脉造影）检查，造影显示：左主干99%狭窄，其余冠状动脉未见明显狭窄（图2-3）。立即置入主动脉内球囊反搏（IABP）辅助循环并行支架植入术，术顺。术后1周复查心电图（图2-4）可见 aVR、II、III、aVF、V2-V6 导联 ST 段均恢复至正常。心脏超声（简称心超）检查提示：左室壁节段活动异常，左室射血分数（Simpson 法）59%。患者康复出院。

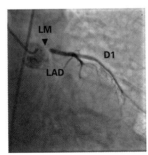
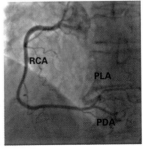

图 2-3

冠脉造影显示左主干（LM）99%狭窄（三角箭头所指），右冠状动脉（RCA）未见明显狭窄。LAD，左前降支；D1，第一对角支；PLA，后侧支；PDA，后降支

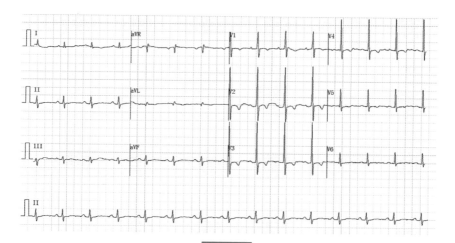

图 2-4

术后 1 周复查心电图

读图要点

① aVR、II、III、aVF、V2-V6 导联 ST 段均恢复至正常。

② 广泛性 T 波低平或倒置。

③ V1 导联 R/S > 1。

疾病要点

❶ 左主干闭塞所致心肌梗死致死率极高，多伴有休克和各种恶性心律失常，且病情常迅速恶化，需尽早进行血运重建。

❷ 一般认为，左主干病变导致心内膜严重缺血，引起广泛性 ST 段压低和对侧导联（aVR 导联）抬高。故多数左主干病变所致急性心肌梗死患者均会出现 aVR 导联 ST 段抬高以及广泛性 ST 段压低，通常以左侧导联（I、II、aVL、V4-V6 导联）压低最为明显。

❸ 除左主干病变外，左前降支近段病变、严重三支病变、严重低血压等也会出现类似的心电图表现。

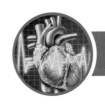

3. 急性心肌梗死（二）

 病例简介

患者，男，66岁，因发作性胸痛6小时入院。既往有吸烟史40年，每日抽烟20支。急诊查心电图如下（图3-1）。

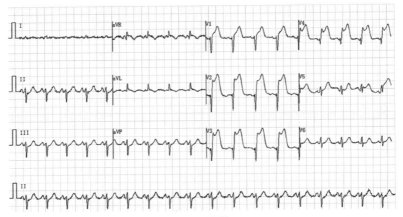

图 3-1

急诊心电图

读图要点

❶ 窦性心动过速（心率107次/分）。

❷ 急性前间壁心肌梗死（图3-2）：

（1）V1-V4导联ST段抬高，T波直立。

（2）V1-V4导联QRS波呈rS型或QS型。

❸ 左前分支传导阻滞：

（1）心电轴左偏（-76°）。

（2）aVL导联QRS波呈qR型，$R_{aVL} > R_I$。

（3）II、III、aVF导联QRS波呈rS型，$S_{III} > S_{II}$。

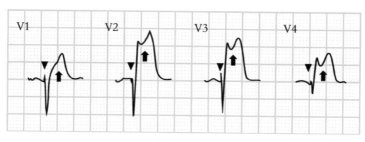

图 3-2

V1-V4 导联 ST 段抬高（长尾箭头所指），T 波直立。R 波振幅降低（三角箭头所指）

后　续

　　患者入院后立即行急诊冠脉造影检查，造影显示：左前降支近段100％闭塞，左回旋支大致正常，右冠状动脉近段50％狭窄（图3-3）。于左前降支行 PCI 术，血流恢复至心肌梗死溶栓治疗（TIMI）3级，术后患者症状明显缓解。术后1周心肌坏死标志物已基本恢复至正常，复查心电图（图3-4）可见 V1-V4 导联 ST 段较前明显回落，但仍有抬高。心超显示：左室壁节段活动异常，心尖部室壁瘤形成，心功能不全（射血分数39％）。治疗后患者康复出院。

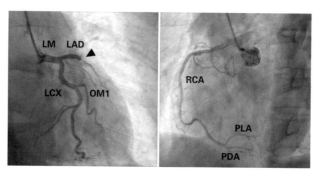

图 3-3

冠脉造影显示左前降支（LAD）近段100％闭塞（三角箭头所指），左回旋支（LCX）大致正常，右冠状动脉（RCA）近段50％狭窄。LM，左主干；OM1，第一钝缘支；PLA，后侧支；PDA，后降支

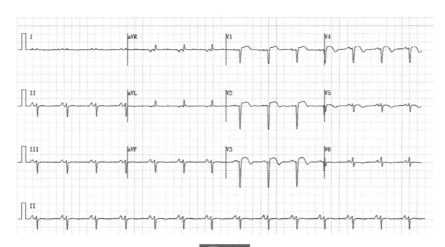

图 3-4

术后 1 周复查心电图

读图要点

❶ V1-V4 导联 ST 段抬高，但较前回落。

❷ V1-V5 导联 QRS 波呈 QS 型或 rS 型。

❸ 广泛性 T 波双向、低平或倒置。

❹ 左前分支传导阻滞：

（1）心电轴左偏（−81°）。

（2）aVL 导联 QRS 波呈 qR 型，$R_{aVL} > R_I$。

（3）II、III、aVF 导联 QRS 波呈 rS 型，$S_{III} > S_{II}$。

疾病要点

❶ 心肌梗死的心电图诊断包括时间诊断和定位诊断。一方面，本例心电图 ST 段抬高，伴 R 波振幅降低，T 波直立，从时间上诊断为急性心肌梗死；另一方面，本例 V1、V4 导联 ST 段抬高 > 0.1 mV，V2、V3 导联 ST 段抬高 > 0.2 mV，故定位诊断为前间壁心肌梗死。左室前壁由左前降支供血，V1、V2 导联 ST 段抬高提示心梗累及室间隔，提示闭塞部位为第一

穿隔支近段，即左前降支近段闭塞，该心电图定位诊断也被后续的冠脉造影所证实（心电图导联、梗死心肌及犯罪血管的对应关系见图3-5）。

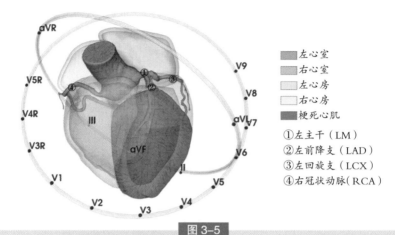

左心室
右心室
左心房
右心房
梗死心肌

①左主干（LM）
②左前降支（LAD）
③左回旋支（LCX）
④右冠状动脉（RCA）

图 3-5

示意图显示左前降支闭塞致前壁心梗时心电图导联、梗死心肌及犯罪血管的对应关系，其中梗死心肌以灰色表示

❷ 根据《急性ST段抬高型心肌梗死诊断和治疗指南（2019）》的建议，直接PCI的适应证包括：

（1）发病12小时内的STEMI患者（I，A）。

（2）院外心脏骤停复苏成功的STEMI患者（I，B）。

（3）存在提示心肌梗死的进行性心肌缺血症状，但无ST段抬高，出现以下任一情况的患者（I，C）：血流动力学不稳定或心源性休克；反复或进行性胸痛，保守治疗无效；致命性心律失常或心脏骤停；机械并发症；急性心力衰竭；ST段或T波反复动态改变，尤其是间断性ST段抬高。

（4）STEMI发病超过12小时，但有临床和/或心电图进行性缺血证据的患者（IIa，B）。

（5）伴持续性心肌缺血症状、血流动力学不稳定或致命性心律失常的患者（I，B）。

本例患者STEMI诊断明确，起病6小时，有行直接PCI指征。

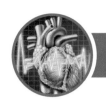 **4. 急性心肌梗死（三）**

病例简介

患者，男，58 岁，因胸闷、胸痛 4 天，加重 1 天入院，伴大汗淋漓。既往有长期高血压、糖尿病病史。入院查心电图如下（图 4-1）。

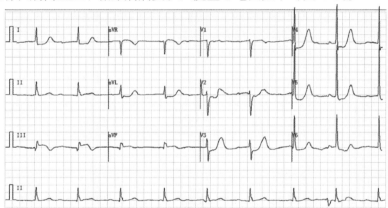

图 4-1

入院心电图

读图要点

❶ 三度房室传导阻滞伴交界性逸搏（图 4-2）：

（1）PP 间期规则，心房率 83 次/分。

（2）心房和心室激动互不相干，PR 间期不恒定，为完全房室分离；心房率快于心室率。

（3）QRS 波时限正常（94 ms），为交界性逸搏心律，心室率 51 次/分。

❷ III 导联异常 Q 波形成；III、aVF 导联 ST 段弓背型抬高（图 4-3），I、aVL、V2-V6 导联 ST 段压低，提示急性下壁心肌梗死。

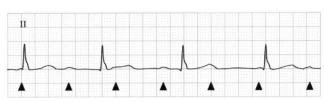

图 4-2

三度房室传导阻滞伴交界性逸搏心律。PP 间期规则，心房和心室激动互不相干，心房率（三角箭头所指，83 次 / 分）快于心室率（51 次 / 分），QRS 波时限正常（94 ms）

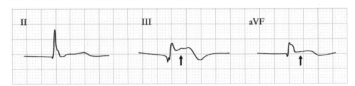

图 4-3

下壁导联（II、III、aVF 导联）ST 段呈弓背型，其中 III、aVF 导联 ST 段抬高（长尾箭头所指），III 导联可见异常 Q 波，提示急性下壁心肌梗死

后　续

　　患者入院后立即植入临时起搏器，行冠脉造影检查，造影显示：右冠状动脉近段 70% 狭窄，中段 100% 闭塞；左回旋支弥漫性长病变，远段 90% 狭窄。于右冠状动脉中段病变处植入支架，择期处理回旋支病变，术后患者胸闷缓解。1 周后复查心电图见 ST 段回落（图 4-4）。

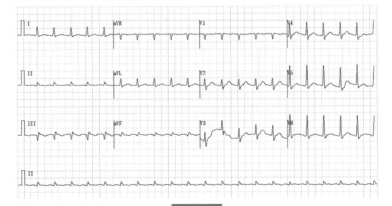

图 4-4

术后 1 周复查心电图

读图要点

① 窦性心动过速（心率 124 次 / 分）。

② III、aVF 导联可见异常 Q 波，时限＞ 40 ms，Q 波深度＞ R 波振幅的 1/4（图 4-5）。

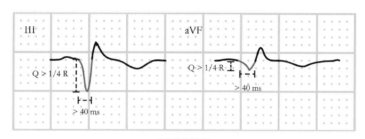

图 4-5

III、aVF 导联可见异常 Q 波，时限＞ 40 ms，Q 波深度＞ R 波振幅的 1/4

疾病要点

① II、III、aVF 导联为下壁导联。II、III、aVF 导联 ST 段抬高提示急性下壁心肌梗死，通常为右冠状动脉或回旋支急性闭塞所致。若 III 导联 ST 段抬高超过 II 导联，特别是合并 I 导联和 aVL 导联 ST 段压低时，提示右冠状动脉近段或中段闭塞，其敏感性和特异性较高。若 II 导联的 ST 段抬高与 III 导联相等，特别是合并 V1-V3 导联 ST 段压低或 I、aVL 导联 ST 段抬高时，提示左回旋支闭塞。本例患者心电图可见 III、aVF 导联 ST 段抬高＞ 0.1 mV，提示急性下壁心肌梗死；III 导联 ST 段抬高大于 II 导联，合并 I、aVL 导联 ST 段压低，故考虑犯罪血管为右冠状动脉可能性大。该心电图定位诊断也被后续的冠脉造影所证实（心电图导联、梗死心肌及犯罪血管的对应关系见图 4-6）。

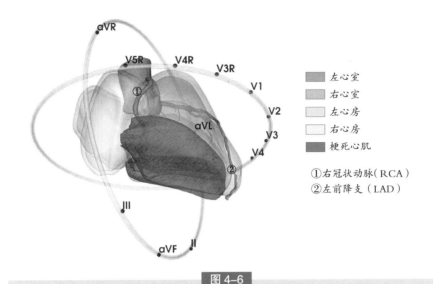

图 4-6

示意图显示右冠状动脉闭塞致下壁心梗时心电图导联、梗死心肌及犯罪血管的对应关系，其中梗死心肌以灰色表示

图例：
- 左心室
- 右心室
- 左心房
- 右心房
- 梗死心肌

①右冠状动脉（RCA）
②左前降支（LAD）

❷ 心脏传导系统大部分由右冠状动脉供血，其中窦房结中 60％ 的个体由右冠状动脉供血，40％ 由回旋支供血；房室结中 90％ 的个体由右冠状动脉的房室结支供血，10％ 由回旋支供血；希氏束中大部分由右冠状动脉的房室结支供血，少部分由左前降支供血。故右冠状动脉急性闭塞引起的下壁心肌梗死患者常合并窦性心动过缓、二度 I 型房室传导阻滞、高度甚至三度房室传导阻滞。

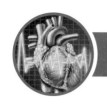

5. 急性心肌梗死（四）

病例简介

患者，男，48岁，因发作性胸痛2年，加重10小时入院。既往有高血压病史。急诊查18导联心电图如下（图5-1）。

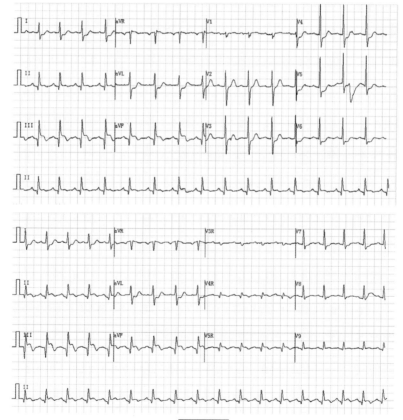

图 5-1

急诊18导联心电图

17

读图要点

急性下壁及右室心肌梗死（图5-2）：

❶ 下壁导联（Ⅲ、aVF导联）ST段抬高（＞0.1 mV）。

❷ 下壁导联（Ⅱ、Ⅲ、aVF导联）及右侧导联（V4R、V5R导联）异常Q波形成（Q波时限＞40 ms，同一导联Q波深度＞R波振幅的1/4），T波低平或倒置。

❸ Ⅰ、aVL、V4-V6导联ST段压低。

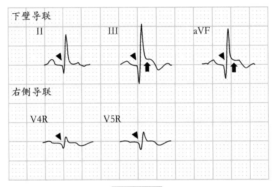

图5-2

此例心电图下壁导联（Ⅲ、aVF导联）ST段抬高（长尾箭头所指），伴下壁导联（Ⅱ、Ⅲ、aVF导联）及右侧导联（V4R、V5R导联）异常Q波形成（三角箭头所指）

后续

患者入院后立即行急诊冠脉造影检查，造影显示：左主干正常，左前降支中段70%狭窄，左回旋支近段99%狭窄，第一钝缘支近段99%狭窄，右冠状动脉近段100%闭塞（图5-3）。于右冠状动脉及左回旋支行PCI术，术后无残余狭窄，血流恢复至TIMI 3级，患者症状明显缓解。术后1周复查心电图（图5-4），可见ST段回落至正常，伴Ⅱ、Ⅲ、aVF、V3R-V5R、V7-V9导联病理性Q波形成。心超显示：左室下壁收缩活动减弱，左室射血分数60%。

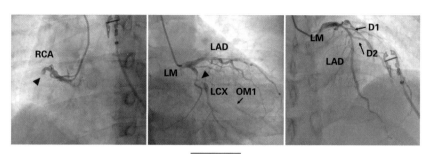

冠脉造影显示左主干（LM）正常，左前降支（LAD）中段 70％ 狭窄，左回旋支（LCX）近段 99％ 狭窄（三角箭头所指），第一钝缘支（OM1）近段 99％ 狭窄；右冠状动脉（RCA）近段 100％ 闭塞（三角箭头所指）。D1，第一对角支；D2，第二对角支

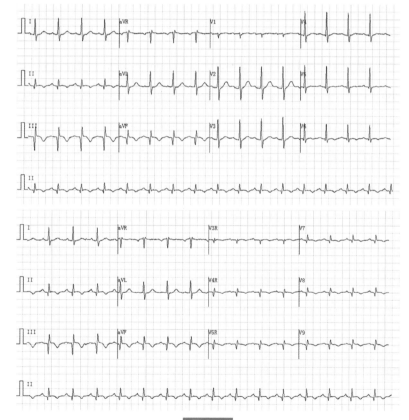

图 5-4

术后 1 周复查 18 导联心电图

读图要点

❶ III、aVF 导联 ST 段抬高较前明显回落。

❷ 下壁导联（II、III、aVF 导联）、右侧导联（V3R–V5R 导联）及后壁导联（V7–V9 导联）异常 Q 波形成（Q 波时限＞40ms，同一导联 Q 波深度＞R 波振幅的 1/4），T 波倒置。

疾病要点

❶ 本例急诊心电图见下壁导联 ST 段抬高（＞0.1mV），下壁及右侧导联异常 Q 波形成，考虑急性下壁及右室心肌梗死。由于右室由右冠状动脉供血，下壁 90％的个体由右冠状动脉供血，10％由左回旋支供血，故考虑犯罪血管为右冠状动脉。该心电图定位诊断也被后续冠脉造影所证实。

❷ 该患者 1 周后复查心电图时见后壁导联（V7–V9 导联）异常 Q 波形成，考虑存在后壁心梗，可能与合并回旋支次全闭塞相关。

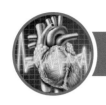

6. 急性心肌梗死（五）

 病例简介

　　患者，男，56 岁，因阵发性胸闷、胸痛 5 小时入院。2 年前有急性前壁心肌梗死史，于外院行支架植入术。急诊查 18 导联心电图如下（图 6-1）。

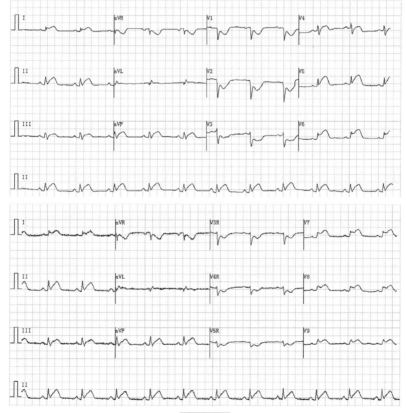

图 6-1

急诊 18 导联心电图

读图要点

急性下壁、侧后壁心肌梗死（图6-2）：

❶ 下壁导联（II、III、aVF导联）、侧后壁导联（I、V5-V9导联）ST段抬高，T波直立。

❷ V1-V3、V3R-V5R导联ST段压低，T波倒置。

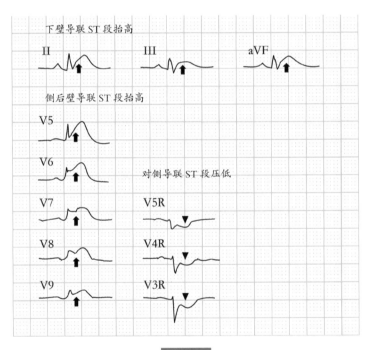

图6-2

此例心电图下壁导联（II、III、aVF导联）、侧后壁导联（V5-V9导联）ST段抬高（＞0.1mV），T波直立；而对侧导联（V3R-V5R导联）ST段压低、T波倒置

后 续

　　患者入院后立即行急诊冠脉造影检查，造影显示：左主干正常，左前降支原支架通畅，无再狭窄，左回旋支近段100％闭塞，右冠状动脉近段30％狭窄（图6-3）。于左回旋支病变处行支架植入术，血流恢复至TIMI 3级，术后患者症状明显缓解。术后1周复查心电图（图6-4），可见Ⅰ、Ⅱ、Ⅲ、aVF、V5-V9导联ST段回落至正常，伴Ⅰ、aVL、V5-V9导联病理性Q波形成。心超显示：左室壁节段活动异常（左室前壁中下段、侧壁基底段及下后壁收缩活动减弱），三尖瓣关闭不全，左室射血分数49％。

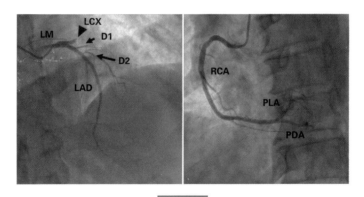

图6-3

　　冠脉造影显示左主干（LM）正常，左前降支（LAD）通畅无再狭窄，左回旋支（LCX）近段100％闭塞（三角箭头所指），右冠状动脉（RCA）近段30％狭窄。D1，第一对角支；D2，第二对角支；PLA，后侧支；PDA，后降支

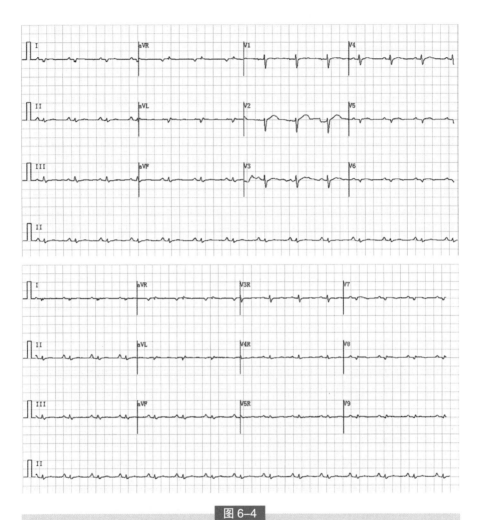

图 6-4

术后 1 周复查 18 导联心电图

读图要点

❶ 侧壁及后壁心肌梗死：Ⅰ、aVL、V5-V9 导联异常 Q 波形成 （Q 波时限 > 40 ms，同一导联 Q 波深度 > R 波振幅的 1/4）。

❷ 低电压：6 个肢体导联 QRS 波振幅均 <0.5 mV。

疾病要点

　　本例心电图 ST 段抬高，T 波直立，从时间上诊断为急性心肌梗死；此外，本例下壁导联（II、III、aVF 导联）、侧后壁导联（I、V5–V9 导联）ST 段抬高＞ 0.1 mV，故定位诊断为下壁及侧后壁心肌梗死。左室侧后壁由左回旋支供血，而下壁 90 ％ 个体由右冠状动脉供血，10 ％ 个体由左回旋支供血。本例为左冠优势型，左回旋支同时供应下壁及左室侧后壁，因此出现上述导联 ST 段抬高。此外，本例可见 V1–V3、V3R–V5R 导联 ST 段压低，这是由于梗死心肌存在由心内膜指向心外膜的 ST 段向量，导致梗死心肌对应导联 ST 段抬高，而对侧导联 ST 段压低。以上心电图定位诊断也被后续冠脉造影所证实（心电图导联、梗死心肌及犯罪血管的对应关系见图 6-5）。

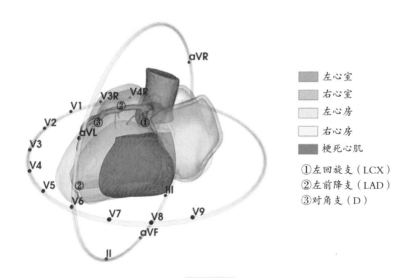

左心室
右心室
左心房
右心房
梗死心肌

①左回旋支（LCX）
②左前降支（LAD）
③对角支（D）

图 6-5

　　示意图显示左回旋支（LCX）闭塞致下壁、侧后壁心梗时心电图导联、梗死心肌及犯罪血管的对应关系，其中梗死心肌以灰色表示

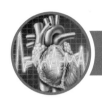

7. De Winter 综合征

 病例简介

患者,男,64 岁,因发作性胸痛 1 周,加重 10 小时入院。既往有高血压、长期吸烟史。急诊查心电图如下（图 7-1）。

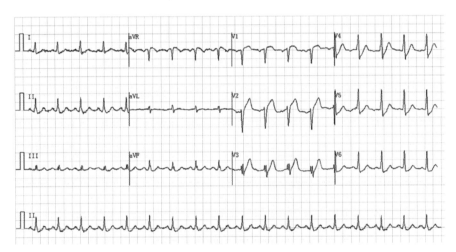

图 7-1

急诊心电图

读图要点

❶ 窦性心动过速（心率 107 次 / 分）。

❷ V3-V6 导联 ST 段上斜型压低（图 7-2）。

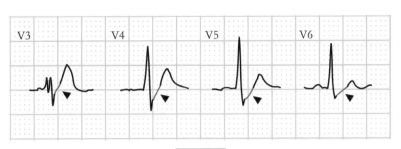

图 7-2

此例心电图 V3-V6 导联 ST 段上斜型压低，伴 V3-V5 导联 T 波对称性高耸直立，符合 De Winter 综合征

后　续

患者急诊查心肌损伤标志物显著升高，立即行冠脉造影检查，造影显示：左主干大致正常，左前降支近段 100% 闭塞，左回旋支远段 30% 狭窄，右冠状动脉正常。于左前降支病变处行支架植入术，术顺，术后未见残余狭窄，血流恢复至 TIMI 3 级。术后患者症状缓解，1 周后康复出院。

疾病要点

❶ De Winter 综合征是荷兰心内科医生 Robbert J. de Winter 等人于2008 年通过回顾 1532 例左前降支近段闭塞的心电图发现，有 30 例并未出现典型 ST 段抬高的心肌梗死超急性期心电图模式。De Winter 综合征的心电图表现为 V2-V6 导联（通常为其中 2 个或更多导联）ST 段上斜型压低及较高耸的对称性 T 波，ST 段压低一般介于 0.1 ～ 0.3 mV，常以 V3 导联最为明显。De Winer 综合征与左前降支闭塞相关，在急诊冠脉造影示前降支闭塞的病例中约占 2%。

❷ 根据《急性 ST 段抬高型心肌梗死诊断和治疗指南（2019）》的建议，De Winter 综合征应视为 STEMI 的等同心电图改变。

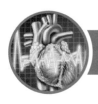 # 8. Wellens 综合征

 病例简介

患者，男，56 岁，因胸闷数日入院。既往有高血压病史 10 年。入院后查心电图如下（图 8-1）。

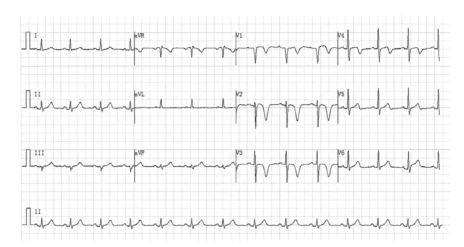

图 8-1

入院心电图

 读图要点

V1-V4 导联 T 波倒置，其中 V2-V3 导联 T 波深倒（图 8-2）。

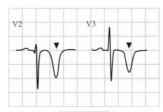

图 8-2

V2-V3 导联 T 波深倒（三角箭头所指），符合 Wellens 综合征

后　续

　　患者入院后完善冠脉造影检查，造影显示：前降支近段 95% 狭窄，其余冠状动脉轻度狭窄（图 8-3A）。于病变处植入支架 1 枚（图 8-3B），术后患者症状缓解，复查心电图示 T 波恢复正常（图 8-4）。

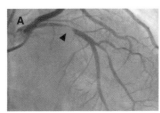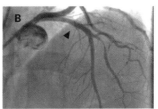

图 8-3

冠脉造影显示前降支近段 95% 狭窄（A，三角箭头处），行冠状动脉支架植入术后狭窄解除（B，三角箭头处）

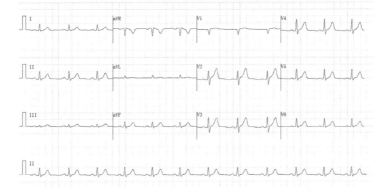

图 8-4

术后 3 日复查心电图

疾病要点

❶ Wellens 综合征又称左前降支 T 波综合征，是以心电图孤立性 T 波改变为特点的急性冠脉综合征，由 Wellens 等人于 1982 年首先发现并提出。Wellens 综合征的心电图主要表现为 V2-V3 导联 T 波深倒或双相改变，又称为"左前降支 T 波综合征"。通常提示左前降支近段重度狭窄，需要高度重视并及时处理。

❷ 根据《急性 ST 段抬高型心肌梗死诊断和治疗指南（2019）》的建议，Wellens 综合征应视为 STEMI 的等同心电图改变。

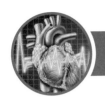

9. 变异型心绞痛

病例简介

患者，男，57 岁，因发作性胸痛 1 年，加重 1 日入院。既往有高血压病史 10 余年、吸烟史 30 年。入院后再发胸痛，急诊查心电图如下（图 9-1）。立即给予硝酸甘油舌下含服，10 分钟后症状缓解，再次行心电图检查（图 9-2）。

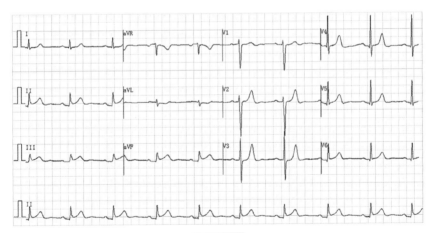

图 9-1

胸痛发作时心电图

读图要点

❶窦性心动过缓（心率 55 次/分）。

❷ II、III、aVF 导联 ST 段抬高。

31

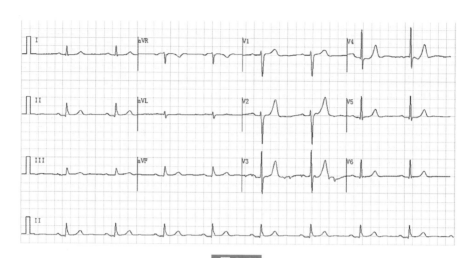

图 9-2

症状缓解后复查心电图

读图要点

❶ 窦性心动过缓（心率 51 次 / 分）。

❷ 一度房室传导阻滞：PR 间期 > 200 ms（此例 212 ms）。

❸ II、III、aVF 导联的 ST 段较发作时明显回落（发作时与缓解后 II 导联对比见图 9-3）。

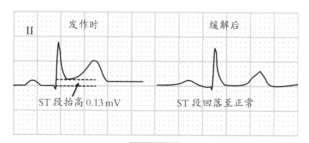

图 9-3

发作时与缓解后 II 导联对比，可见发作时 ST 段抬高，缓解后旋即回落至正常

后 续

患者完善心肌酶等各项指标检查未见明显异常。行冠脉造影检查，造影显示冠状动脉三支血管未见明显狭窄。考虑诊断为冠状动脉痉挛所致变异型心绞痛，加用地尔硫卓、硝酸酯类药物改善血管痉挛，并辅以他汀类药物治疗，患者未再有胸痛，康复出院。

疾病要点

❶ 变异型心绞痛是一种由冠状动脉痉挛引起的特殊类型的心绞痛，临床表现为静息型心绞痛伴心电图一过性 ST 段抬高，舌下含服硝酸酯类药物可迅速缓解。治疗上首选钙离子拮抗剂和硝酸酯类药物，他汀类药物因能减少冠状动脉痉挛也推荐使用；而非选择性 β 受体阻滞剂（如普萘洛尔）会加剧血管痉挛，须避免使用。

❷ 根据《2009 年 AHA/ACCF/HRS 心电图标准化及解析指南》，ST 段抬高的阈值为：

（1）V2-V3 导联：40 岁以下男性，0.25 mV；40 岁及以上男性，0.20 mV；女性，0.15 mV。

（2）其余导联：0.10 mV。

此例患者胸痛发作时 II、III、aVF 导联 ST 段抬高 0.13 mV，符合上述抬高标准，发作后回落至正常。

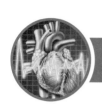

10. 室壁瘤（一）

 病例简介

　　患者，男，60岁，因胸闷7年余入院。患者7年前情绪激动后出现明显胸闷，外院诊断为"急性心肌梗死"，未行介入治疗。近7年反复胸闷，入院查心电图如下（图10-1），心肌损伤标志物正常。

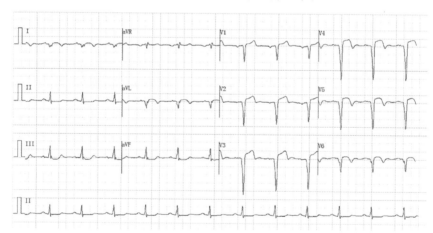

图 10-1

入院心电图

　　读图要点

❶ V1-V6 导联可见 ST 段弓背样抬高，T 波双向或倒置（图 10-2）。

❷ V1-V6 导联可见异常 Q 波形成（Q 波时限＞ 40 ms，Q 波深度＞ R 波振幅的 1/4）。

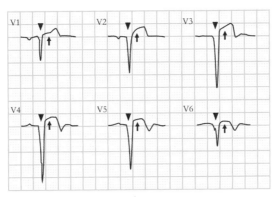

图 10-2

此例心电图胸前导联（V1～V6 导联）异常 Q 波形成（三角箭头所指），ST 段呈弓背样抬高（长尾箭头所指），T 波双向或倒置

后 续

患者心超（图 10-3A）及心脏磁共振（图 10-3B）证实左室心尖部巨大室壁瘤形成，冠脉造影显示：左前降支中段 100％ 闭塞，左回旋支远段 70％ 狭窄，右冠状动脉中段 50％ 狭窄（图 10-4）。于体外循环下行冠状动脉搭桥及室壁瘤切除术，患者术后康复出院。

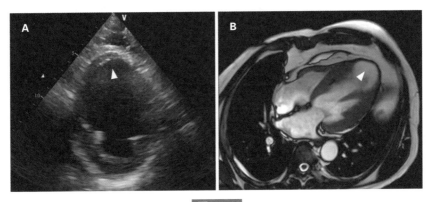

图 10-3

心超（A）及心脏磁共振（B）证实左室心尖部巨大室壁瘤形成（三角箭头所指）

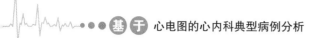
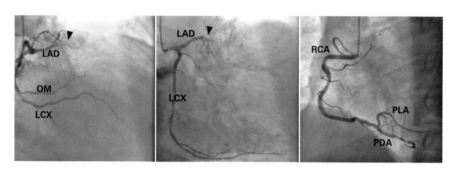

图 10-4

冠脉造影显示左前降支（LAD）中段 100% 闭塞（三角箭头所指），左回旋支（LCX）远段 70% 狭窄，右冠状动脉（RCA）中段 50% 狭窄。OM，钝缘支；PLA，后侧支；PDA，后降支

疾病要点

❶ 室壁瘤是心肌梗死的并发症之一，与心梗后心力衰竭、恶性心律失常、体循环栓塞等密切相关。

❷ 室壁瘤的治疗方法包括：内科并发症治疗、室壁瘤隔绝术、室壁瘤切除术等。

❸ 若心梗发生 2 周后，仍有 ST 段持续抬高则高度提示室壁瘤形成。ST 段持续抬高的可能原因包括：透壁性心肌梗死疤痕形成、室壁瘤矛盾运动、心肌灌注不良等。

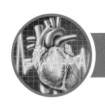

11. 室壁瘤（二）

 病例简介

患者，男，56 岁，因胸闷、心悸伴黑矇 1 月余入院。2 年前有陈旧性心肌梗死病史。入院查心电图如下（图 11-1）。

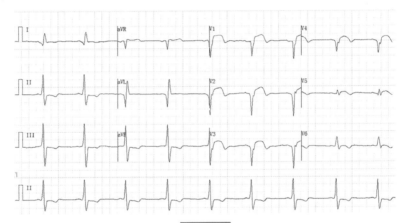

图 11-1

入院心电图

读图要点

① 窦性心动过缓（心率 52 次 / 分）。

② 陈旧性广泛前壁心肌梗死，提示室壁瘤形成（图 11-2）：

（1）V1-V4 导联呈 QS 型，I、aVL 导联呈 qR 或 QR 型，可见异常 Q 波（Q 波时限 > 40 ms，Q 波深度 > R 波振幅的 1/4）。

（2）V1-V4 导联 ST 段弓背向上抬高。

（3）T 波广泛双向、低平或倒置。

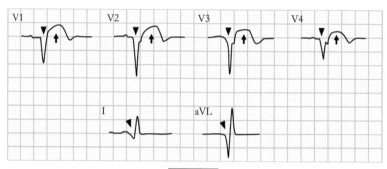

图 11-2

此例心电图 V1-V4、I、aVL 导联可见异常 Q 波（三角箭头所指），V1-V4 导联 ST 段弓背向上抬高（长尾箭头所指），提示陈旧性心肌梗死伴室壁瘤形成

病例简介（续）

患者入院第 3 日再发心悸、黑矇，急查心电图如下（图 11-3）。

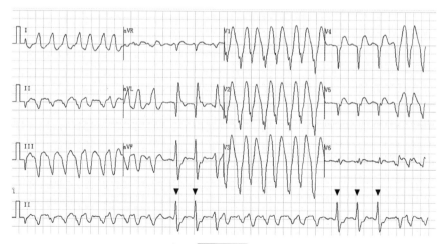

图 11-3

入院第 3 日心悸、黑矇发作时心电图

读图要点

❶ 窦性心动过速（心率 120 次 / 分）。

❷ 室内传导阻滞：窦性心律时 QRS 波增宽，时限 > 110 ms（此例为 120 ms），不符合左束支或右束支传导阻滞诊断标准。

❸ V4-V5、aVL 导联呈 QS 型或 qR 型，为异常 Q 波，提示陈旧性心肌梗死。

❹ 短阵室性心动过速（简称室速）：

（1）QRS 波宽大畸形，ST 段和 T 波融为一体，T 波与主波方向相反。

（2）心室夺获：P 波传导至心室引起正常的 QRS 波群（三角箭头所指处）。

（3）胸前导联 QRS 波无 RS 型。

后 续

患者入院后完善心超，显示左心增大（左室舒张末期内径 78 mm，左室收缩末期内径 65 mm），左室壁节段活动异常，室壁瘤形成，心功能不全（左室射血分数 28 %），室壁瘤形成。CT 左室功能显像提示左室壁节段活动异常，心尖部室壁瘤伴血栓形成（图 11-4）。排除禁忌后予植入型心律转复除颤器（ICD）治疗，并给予抗凝、抗心律失常、抗心衰等治疗。患者病情好转出院。

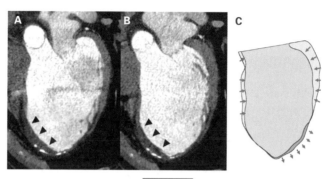

图 11-4

　　CT 左室功能显像。（A）左室长轴切面舒张期；（B）左室长轴切面收缩期；三角箭头所指处为心尖处附壁血栓形成；（C）模式图显示心尖部收缩期有向外的矛盾运动（深红色区域）

疾病要点

　　❶ 室壁瘤常见的并发症包括：心力衰竭、室速、体循环栓塞和心脏破裂。此例患者合并有心力衰竭、室速，且有左室附壁血栓，易脱落导致体循环栓塞。

　　❷ 室壁瘤引起室速可能的机制有：

　　（1）心肌缺血及心肌牵拉增加，从而导致心肌细胞自律性增加。

　　（2）梗死边缘区由纤维化组织、炎症细胞和受损心肌细胞共同组成，具有异质性，电生理特性不同，可能发生折返性心动过速。

　　❸ 本例患者心梗后心力衰竭，射血分数＜35％，美国纽约心脏病协会（NYHA）心功能分级 III 级，反复室速，有 ICD 植入指征。

　　❹ 关于室速的诊断及鉴别（详见"特发性室性心动过速"节）。

心律失常篇

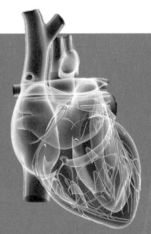

基于心电图的心内科典型病例分析

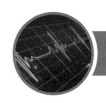

12. 心房扑动

病例简介

患者，男，61岁，因心悸6日入院。入院查心电图如下（图12-1）。

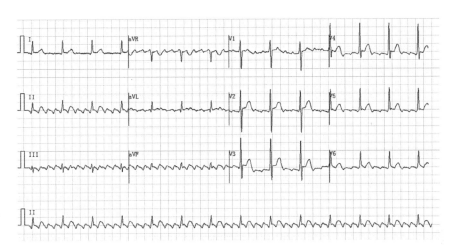

图 12-1

入院心电图

读图要点

心房扑动（简称房扑）：

❶ P波消失，代之以锯齿状的F波，频率323次/分。

❷ QRS波形态正常，时限88 ms，心室率81次/分。

❸ 此例房室传导比呈4:1（图12-2）。

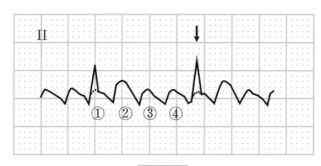

图 12-2

　　此例 P 波消失，代之以锯齿状的 F 波，图中虚线表示与 QRS 波重叠的 F 波，而长尾箭头所指 QRS 波是由其前面的第 4 个 F 波下传，故为 4 : 1 下传

后　续

　　患者入院后完善相关检查，排除禁忌后行电生理检查，考虑三尖瓣峡部依赖性典型房扑，行射频消融术，术后未再诱发出房扑，复查心电图恢复窦性心律（图 12-3）。

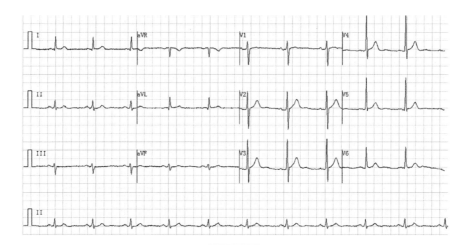

图 12-3

射频消融术后复查心电图

44

疾病要点

❶ 房扑是一种相对常见的室上性心律失常，特征为快速、规律的心房除极及对应心房率 1/2 或 1/4 的规律心室率。房扑可维持或转变为心房颤动（简称房颤），也可自行转复为窦性心律。治疗包括转复窦性心律（药物、电复律、导管消融治疗）、控制心室率和抗凝治疗等。

❷ 房扑的心电图特征是 P 波消失，代之以 F 波，等电位线消失。F 波的频率通常为 240～340 次 / 分。房扑通常以偶数比例下传心室（如 2：1 或 4：1），奇数比例少见；当下传比例为 1：1 时，常提示交感神经过度兴奋、副交感神经抑制、存在房室旁路或使用了 Ic 类抗心律失常药物。

❸ 如折返环经过右房内的下腔静脉 – 三尖瓣环峡部，则定义为典型房扑，其特征性心电图表现为下壁导联（II、III、aVF 导联）与 V1 导联 F 波方向不一致。对于本例心电图，下壁导联 F 波负向，而 V1 导联 F 波正向，提示为典型房扑，该结论也被电生理检查所证实。此外，典型房扑的下壁导联 F 波如为负向，则提示折返环为逆钟向（如此例），如为正向则提示为顺钟向。

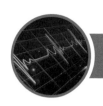

13. 阵发性室上性心动过速

病例简介

　　患者，男，79岁，因发作性心悸3月，加重2周入院。每次发作呈突发突止，持续10～15分钟。近2周发作愈加频繁。入院后再次发作心悸，查心电图如下（图13-1）。

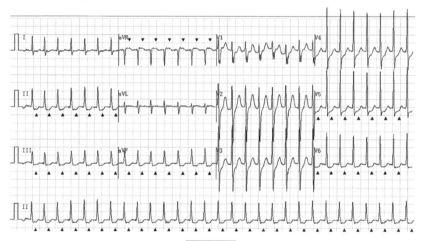

图 13-1

入院后心悸发作时心电图

读图要点

　　阵发性室上性心动过速（简称室上速）：

❶ P波呈逆行性（P'波，三角箭头所指处），于II、III、aVF导联倒置，于aVR导联直立，紧随QRS波群之后（图13-2）。

❷ RR间期规则，心室率为171次/分。

❸ QRS波形态及时限正常（此例为88ms）。

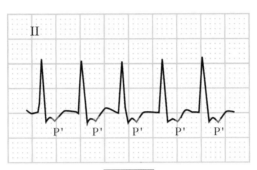

图 13-2

此例可见 II、III、aVF 导联的负向 P' 波（红色），紧随 QRS 波群之后

后　续

　　患者入院后行电生理检查，考虑为阵发性房室结折返性心动过速
（AVNRT），并行射频消融术，术后再次行电生理检查，未诱发出心动过速，
复查心电图恢复窦性心律（图 13-3）。

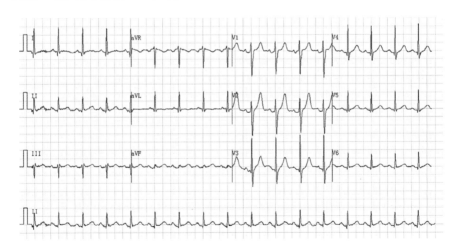

图 13-3

射频消融术后复查心电图

疾病要点

❶ AVNRT 是指发生在房室结及其周围区域的折返性心动过速，是最常见的阵发性室上速。多发生于无器质性心脏病的正常人，青少年多见。常见诱因包括情绪激动、焦虑、紧张、体力劳动、吸烟、喝酒、饮茶等。发病特点为突发突止，有规律性，持续时间不一。治疗手段包括迷走神经刺激术（如 Valsalva 动作、颈动脉窦按摩）、同步电复律、药物治疗（如腺苷、维拉帕米、普罗帕酮）及导管消融治疗等。

❷ AVNRT 心电图特点为：

（1）心动过速多由房性或交界性期前收缩诱发，下传的 PR 间期显著延长，随之引起心动过速。

（2）RR 间期规则，心室率在 150 ～ 250 次 / 分之间。

（3）QRS 波群形态和时限多为正常。

（4）P' 波呈逆行性，即于 II、III、aVF 导联处倒置。

❸ 房室交界区存在传导速度和不应期不同的传导径路，传导速度快但有效不应期长的为快通路，传导速度慢但有效不应期短的为慢通路，快、慢通路及周围组织共同构成 AVNRT 的折返环。根据折返方向，AVNRT 可分为慢快型、快慢型及慢慢型。

（1）慢快型：折返方向为慢通路前传，快通路逆传，最为常见，占 AVNRT 的 80% ～ 90%（如本例）。心电图特点为 P' 波与 QRS 波同时出现或出现于 QRS 波群末，RP' 间期 < 70 ms；RP' 间期 < P'R 间期。

（2）快慢型：折返方向为快通路前传，慢通路逆传，约占 AVNRT 的 10%。心电图特点为 P' 波位于下一 QRS 波群之前，RP' 间期 > P'R 间期。

（3）慢慢型：两条折返通路均为慢通路，约占 AVNRT 的 1% ～ 5%。P' 波位于 QRS 波群之后，RP' 间期 < P'R 间期，但 RP' 间期 > 70 ms。

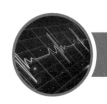

14. A 型预激综合征

病例简介

患者，男，15 岁，因阵发性心悸 2 年余入院。每次心悸持续 10 分钟左右，可自行缓解，自诉外院动态心电图诊断为"阵发性室上速"，具体不详。入院查心电图如下（图 14-1）。

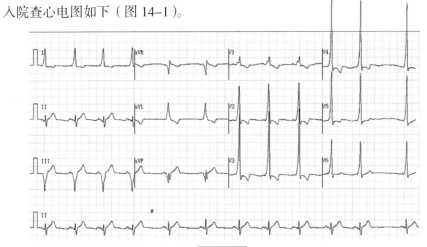

图 14-1

入院心电图

读图要点

心室预激（A 型；图 14-2）：

❶ PR 间期缩短，< 120 ms（此例为 82 ms）。

❷ QRS 波起始部分粗钝，可见 δ 波。

❸ QRS 波时限增宽，> 110 ms（此例为 168 ms）。

❹ 继发性 ST-T 改变。

❺ V1 导联 QRS 主波方向向上。

49

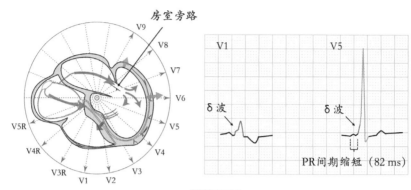

图 14-2

心室除极向量与 QRS 波群的对应关系。此例患者存在房室旁路，其传导速度快于房室结，导致 PR 间期缩短并形成预激波（δ 波），由于房室旁路位于左侧，故 V1 导联预激波和 QRS 主波方向直立，为 A 型预激

后 续

患者入院后完善心超检查，未见明显异常。电生理检查结合腔内图证实存在左侧旁道，行射频消融术，消融结束后行电生理检查，未诱发出心动过速，复查心电图大致正常（图 14-3）。

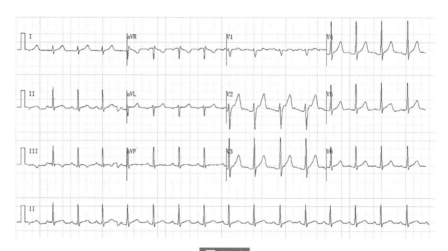

图 14-3

射频消融术后复查心电图

疾病要点

❶ 典型的预激综合征即 Wolff–Parkinson–White（WPW）综合征，是一种先天性心脏发育异常。该类患者房室间存在额外的旁路（Kent 束），旁路组织传导电冲动的速度通常快于房室结，故在心电图上表现为产生 δ 波和 PR 间期缩短。预激综合征指心电图有心室预激表现，并有涉及旁路的心律失常，包括房室折返性心动过速、房扑和房颤；如仅有心室预激表现，称为 WPW 型（WPW type）。射频消融是预激综合征的一线治疗方法，用于心动过速发作频繁、有明显症状的患者。

❷ 心室预激的心电图表现为：

（1）PR 间期＜ 120 ms。

（2）QRS 波群增宽，起始部分粗钝，与其余部分形成顿挫，称为预激波（δ 波），QRS 波群时限＞ 110 ms。

（3）P 波至 J 波的间期正常。

（4）伴有继发性 ST–T 改变，ST 段向 δ 波相反方向偏移，T 波低平或与 QRS 主波方向相反。

❸ 典型心室预激根据 QRS 波形可分 2 型：

（1）心室预激 A 型由左侧旁路引起，心电图表现为：V1–V3 导联呈高 R 波，δ 波正向。本病例心电图表现为心室预激 A 型，同时存在阵发性室上速，故诊断为 A 型预激综合征，且被电生理检查所证实。

（2）心室预激 B 型通常来源于右心的旁道，心电图表现为：V1–V3 主波方向为负，呈 QS 型。

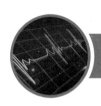

15. B 型预激综合征

病例简介

患者，男，56 岁，因发作性心悸 5 年，加重 1 周入院。每次发作持续 30 ～ 60 分钟，突发突止，可自行好转。入院查心电图如下（图 15-1）。

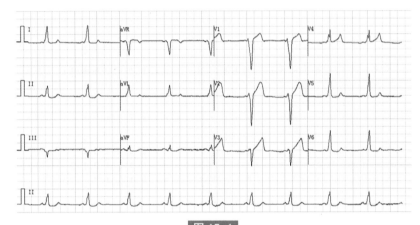

图 15-1

入院心电图

读图要点

心室预激（B 型；图 15-2）：

❶ PR 间期缩短，< 120 ms（此例为 114 ms）。

❷ QRS 波起始部分粗钝，可见 δ 波。

❸ QRS 波时限增宽，> 110 ms（此例为 175 ms）。

❹ 继发性 ST-T 改变。

❺ V1 导联 QRS 主波方向向下。

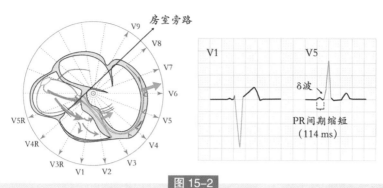

图 15-2

心室除极向量与 QRS 波群的对应关系。此例患者存在房室旁路，其传导速度快于房室结，导致 PR 间期缩短并形成预激波（δ 波），由于房室旁路位于右室，故 V1 导联主波方向为负，为 B 型预激

后 续

患者入院后完善心超检查，未见明显异常。电生理检查结合腔内图证实存在右侧旁道，行射频消融术，消融结束后行电生理检查，未诱发出心动过速，复查心电图正常（图 15-3）。

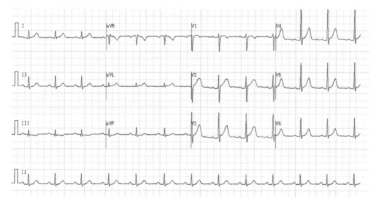

图 15-3

射频消融术后复查心电图

疾病要点

疾病要点见上节。根据病史及心电图表现，此例为 B 型预激综合征，且为电生理检查所证实。

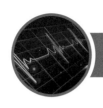 **16. 心室预激合并心房颤动**

 病例简介

　　患者，男，63 岁，因心悸、胸闷、气促半月，加重 1 日入院。近期夜间不能平卧。入院查心电图如下（图 16-1）。

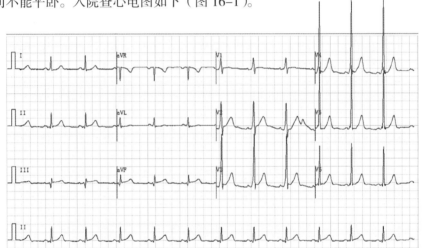

图 16-1
入院心电图

读图要点

心室预激（A 型）：

❶ PR 间期缩短，< 120 ms（此例为 100 ms）。

❷ QRS 波时限增宽，> 110 ms（此例为 134 ms）。

❸ QRS 波起始部分粗钝，可见 δ 波。

❹ V1 导联 δ 波及 QRS 主波方向向上。

病例简介（续）

入院 1 日后再发心悸，急查心电图如下（图 16-2）。

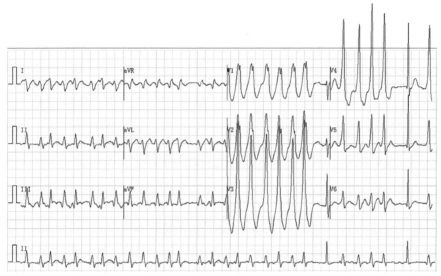

图 16-2

心悸发作时心电图

读图要点

❶ 快室率房颤：

（1）P 波消失，代之以 f 波。

（2）RR 间期绝对不规则，平均心室率 198 次 / 分。

❷ 间歇性心室预激（A 型）：

（1）间歇出现 QRS 波增宽，起始部分粗钝，形态不一（图 16-3）。

（2）V1 导联主波方向向上。

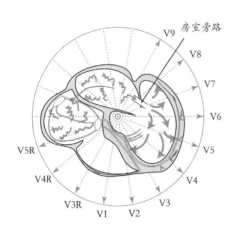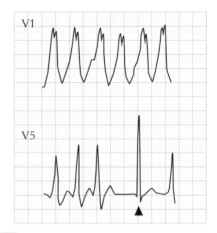

图 16-3

心室除极向量与 QRS 波群的对应关系。该患者心电图 P 波消失，RR 间期绝对不规则，QRS 波增宽且形态不一，为房颤通过房室旁路激动心室所致，而 V5 导联第 4 个 QRS 波形态正常（三角箭头所指），是房颤通过房室结下传激动心室所致

后 续

患者入院后完善心超、肺静脉及左房 CT 血管造影（简称 CTA）等检查，未见明显异常，食道超声未见左房血栓形成。电生理检查结合腔内图证实存在左侧旁道，行射频消融术，同时行左右肺静脉隔离治疗。术后患者病情好转出院。

疾病要点

❶ 心室预激患者中约 20% 可合并房颤，此时心室率通常极快，易诱发室速或心室颤动（简称室颤）。此类患者治疗首选同步电复律。如无法开展电复律，可选用延长旁路不应期的药物，首选胺碘酮，也可选用其他 Ia、Ic 或 III 类抗心律失常药物。频率控制药物对此类房颤无效；而洋地黄类药物和非二氢吡啶类钙拮抗剂易诱发室颤，故禁忌使用。

❷ 此类患者房颤时，心房的快速激动可沿房室旁路下传激动心室，引起极快的心室率，常＞200次/分，心电图表现为P波消失，RR间期绝对不规则，QRS波宽大畸形且形态多变（房颤伴心室内差异性传导时QRS波形态通常一致）。同时，部分心房激动可通过房室结或同时经房室结及房室旁路下传，形成窄QRS波或融合波。此例心电图有2次激动经房室结下传，故间歇性出现窄QRS波，且平均心室率略降低，为198次/分。

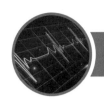

17. 非阵发性交界性心动过速

病例简介

患者，女，因发作性胸痛 3 年，加重 1 月入院。既往有高血压病史 10 年。入院后再发胸痛，查心电图如下（图 17-1）。

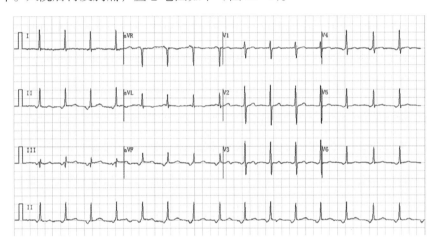

图 17-1

入院心电图

 读图要点

❶ 非阵发性交界性心动过速：

（1）心率 70 ～ 100 次 / 分（此例为 92 次 / 分）。

（2）P 波于 II、III、aVF 导联倒置（P′波），出现于 QRS 波之前，P′R 间期 118 ms（图 17-2）。

（3）QRS 波形态正常，时限 < 110 ms（此例为 85 ms）。

❷ T 波倒置。

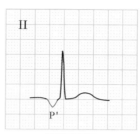

图 17-2

II 导联 QRS 波之前可见倒置 P' 波（红色）

后续

患者入院后完善相关检查,提示低钾血症（血清钾浓度为 3.1 mmol/L）。排除禁忌后行冠脉造影检查,显示左前降支中段心肌桥,收缩期 70% 狭窄。给予补钾、β 受体阻滞剂等药物治疗,患者复查心电图恢复窦性心律,症状好转出院。

疾病要点

❶ 非阵发性交界性心动过速较为少见,是房室结自律性异常所致心动过速,常继发于缺血、洋地黄中毒、电解质失衡、心肌心包炎等,也可由茶碱、儿茶酚胺等药物诱发。治疗首先需要去除诱因,如果诱因解除后心动过速仍持续,可尝试使用胺碘酮、β 受体阻滞剂及非二氢吡啶类钙拮抗剂。需要注意的是,电复律对于此类患者是无效的,且有潜在的致心律失常作用。

❷ 非阵发性交界性心动过速心电图表现为：P 波不明显或倒置,P 波可出现于 QRS 波之前、与 QRS 波相重叠或出现于 QRS 波之后；QRS 波时限正常（合并束支传导阻滞者除外）,心室率常为 70 ～ 100 次/分。

❸ 部分患者房室结激动无法逆传心房,心房仍由窦房结激动并独立于心室,称为房室分离。与三度房室传导阻滞所致房室分离的鉴别要点在于非阵发性交界性心动过速患者的房室分离心室率大于心房率,而三度房室传导阻滞患者的房室分离心房率大于心室率。

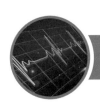

18. 特发性室性心动过速

 病例简介

　　患者，女，64岁，因阵发性心悸、胸闷2月余入院，伴头晕、乏力，不伴有黑矇、晕厥。外院查24小时动态心电图，提示频发室性早搏（简称室早），21042次，频发室速，74阵。入院后再发心悸，查心电图如下（图18-1）。

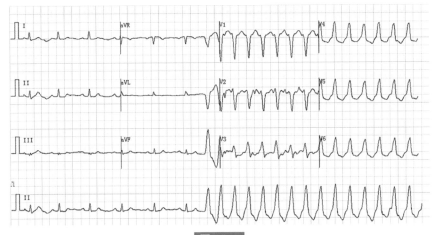

图 18-1

入院心悸发作时心电图

 读图要点

室速：

❶ 第6个P-QRS-T波后，开始出现宽QRS波心动过速。QRS波宽大畸形，时限159 ms，平均心室率167次/分。

❷ 可见房室分离（图18-2）。

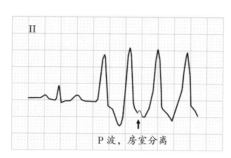

P波，房室分离

图 18-2

此例心电图可见室速发作后，宽大畸形的 QRS 波群中出现 P 波，与 QRS 波无关，即房室分离现象

后 续

患者入院后完善心超检查，提示左室增大（左室舒张末期内径 56 mm，左室收缩末期内径 39 mm）伴轻度二尖瓣关闭不全，左室射血分数 55 %。行冠脉造影检查，显示左前降支轻度狭窄，其余血管正常。完善电生理检查，提示室早来源于右室流出道，行射频消融术，术后未见室早，患者康复出院。

疾病要点

❶ 室速是起源于希氏束分叉以下的连续 3 个或以上的快速心室激动，频率多为 100 ～ 250 次 / 分。室速如果持续 ≥ 30 s，或 < 30 s 但引起明显的血流动力学障碍，称为持续性室速；室速如果发作 < 30 s，可自行终止，定义为短阵室速或非持续性室速。冠心病、急性冠脉综合征、心肌病和致心律失常性右室心肌病等是室速最常见的病因。无结构性、器质性心脏病的室速称为特发性室速，大多起源于右室流出道、左室间隔部和主动脉窦部。本例的室速起源于右室流出道。

❷ 室速的心电图特点包括：

（1）室速频率多为 100 ～ 250 次 / 分。

（2）QRS波群宽大畸形，时限≥120ms，ST段和T波常融为一体，T波多与QRS波群主波方向相反。

（3）可见房室分离：P波与QRS波群无关。

（4）可见心室夺获波：P波偶可传导至心室引起正常的QRS波群。

（5）可见心室融合波：心室夺获波与室速波共同形成介于二者之间的QRS波群。

❸ 宽QRS波心动过速常用鉴别方法：

（1）Brugada四步法

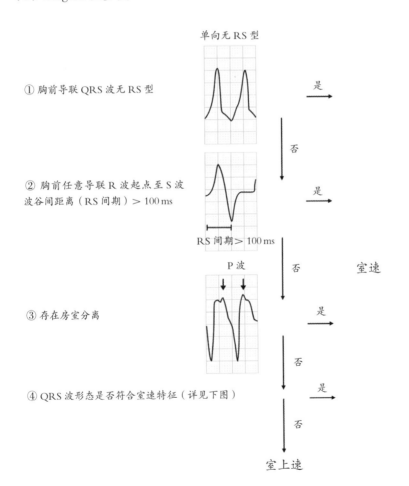

单向无RS型

① 胸前导联QRS波无RS型 → 是

否

② 胸前任意导联R波起点至S波波谷间距离（RS间期）＞100ms → 是

RS间期＞100ms

否 → 室速

P波

③ 存在房室分离 → 是

否

④ QRS波形态是否符合室速特征（详见下图） → 是

否

室上速

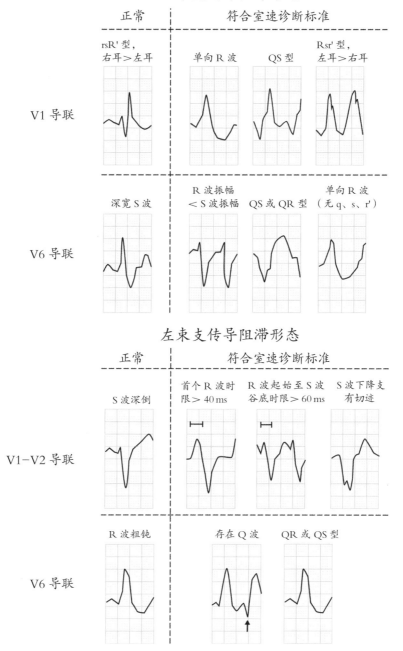

右束支传导阻滞形态

图 18-3

Brugada 四步法对宽 QRS 波室速与室上速的鉴别流程

（2）Vereckei aVR 导联四步法

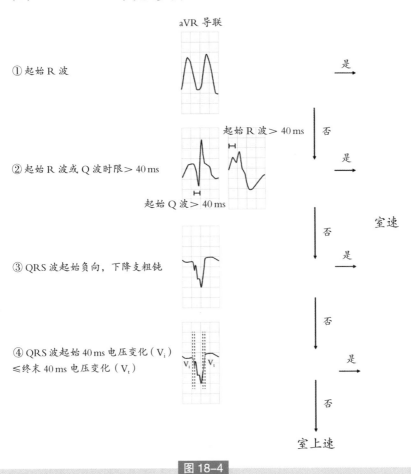

aVR 导联

① 起始 R 波 → 是

起始 R 波 > 40 ms → 否 → 是

② 起始 R 波或 Q 波时限 > 40 ms

起始 Q 波 > 40 ms → 否 → 是 → 室速

③ QRS 波起始负向，下降支粗钝 → 否 → 是

④ QRS 波起始 40 ms 电压变化（V_i）≤ 终末 40 ms 电压变化（V_t） → 否 → 是

否

室上速

图 18-4

Vereckei aVR 导联四步法对宽 QRS 波室速与室上速的鉴别流程

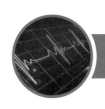

19. 尖端扭转型室速

病例简介

患者，女，78岁，因胸闷1月伴晕厥1次入院。入院查心电图如下（图19-1）。

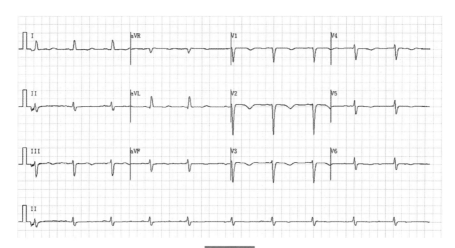

图 19-1

入院心电图

读图要点

❶ 室内传导阻滞：QRS波增宽，时限＞110 ms（此例QRS波时限为120 ms），不符合左束支或右束支传导阻滞诊断标准。

❷ QT间期延长：校正的QT间期（QTc）女性≥460 ms，男性≥450 ms，此例QTc为544 ms。

病例简介（续）

患者入院次日突发意识丧失，遥测心电监护记录如下（图 19-2）。

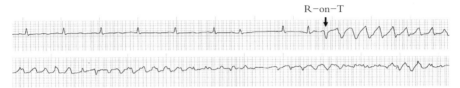

R-on-T

图 19-2

意识丧失发作时遥测心电监护图

读图要点

❶ 室速发作前 QT 间期明显延长（QTc 为 663 ms）。

❷ R-on-T：长尾箭头所示室早出现在前一个 QRS-T 波群的 T 波波峰处附近，并诱发室速。

❸ 尖端扭转型室速：R-on-T 早搏后开始出现宽大畸形的 QRS 波群，呈多形性，其中部分 QRS 波群的极性沿等电位线周期性扭转。

❹ 室速频率约 200 次 / 分。

后 续

医院立即给予电复律，同时急查电解质，提示低钾血症（血清钾浓度为 2.6 mmol/L），予积极补钾、补镁、艾司洛尔等治疗，患者意识恢复，症状改善。完善心超检查，提示心功能不全，左室射血分数 43%。冠脉造影显示：左前降支中段慢性闭塞，左回旋支 70% 狭窄，右冠状动脉远段 90% 狭窄。于前降支行支架植入术，术后患者症状缓解，未再出现室性心律失常，康复出院。

疾病要点 📋

❶ 尖端扭转型室速是多形性室速的特殊形式，常由电解质失衡、药物毒性、缺血、病窦综合征、房室传导阻滞等诱发。

❷ 发作前常有 QT 间期延长和"R-on-T"现象。发作时 QRS 波群和 T 波相融而不易分辨，波幅和波群呈周期性改变，围绕基线连续扭转，频率常为 200 ～ 250 次 / 分。每次发作持续数秒至 10 秒后可自动转复，亦可转变为室颤。

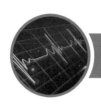

20.病态窦房结综合征

病例简介

患者，女，66岁，因反复头晕2年，加重伴黑矇2月入院。既往无晕厥、无特殊用药史。入院查心电图如下（图20-1）。

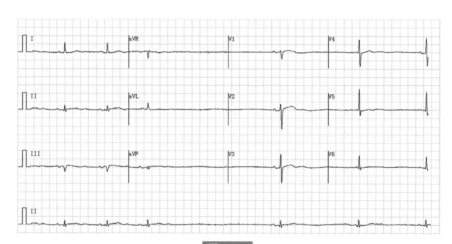

图 20-1

入院心电图

读图要点

① 窦性心动过缓（心率42次/分）。

② 窦性停搏，最长RR间期为3322ms（图20-2）。

③ 交界性逸搏。

④ ST-T 改变。

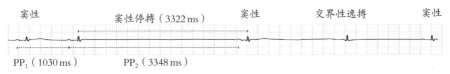

图 20-2

此例患者出现窦性停搏及交界性逸搏。该患者窦性停搏所致 RR 长间歇为 3322ms，需要注意停搏前后 PP 间期（PP$_2$）与基础窦性 PP 间期（PP$_1$）呈非整数倍关系

后续

患者入院后完善心超检查，未见明显异常，动态心电图提示：窦性心律、窦性停搏（最长 9.45 s）、房性早搏（简称房早）伴短阵房性心动过速（简称房速）。排除禁忌后行双腔永久起搏器植入术，术后患者症状明显改善，康复出院。

疾病要点

❶ 病态窦房结综合征是一种因窦房结冲动形成或传导障碍而引起的严重窦性心动过缓、窦性停搏或 / 和窦房阻滞，致使重要器官供血不足的临床综合征。部分患者可并发房速、房扑或房颤。

❷ 窦性停搏属于窦房结起搏细胞放电异常，心电图表现为窦性 P 波短暂消失，停搏持续时间与基础窦性周期的长度之间无倍数关系，停搏后通常有逸搏或逸搏心律出现。窦性停搏患者如有症状或长间歇 > 3 s 时，需要起搏器治疗。

❸ 窦性停搏须与窦房传导阻滞相鉴别，心电图所能显示的窦房传导阻滞分为二度 I 型和二度 II 型。其中二度 I 型表现为 PP 间期逐渐缩短，直至出现 1 次 P 波脱落所致的停搏，停搏时间小于 2 个 PP 间期；而二度 II 型表现为传出的 PP 间期是窦性起搏传入的 PP 间期预测值的整数倍，即停搏前后的 PP 间期为正常 PP 间期的整数倍。此例患者停搏前后 PP 间期（PP$_2$）为 3348 ms，基础窦性 PP 间期（PP$_1$）为 1030 ms，为非整数倍关系，且停搏时间（3322 ms）大于 PP$_1$ 的 2 倍，故为窦性停搏，而非二度窦房传导阻滞。

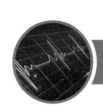

21. 一度房室传导阻滞

 病例简介

　　患者，女，67岁，因活动后气促3月入院。平素无心悸、胸痛、黑朦等症状。既往有高血压病史。入院查心电图如下（图21-1）。

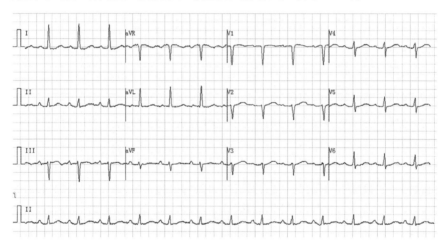

图 21-1

入院心电图

 读图要点

　　一度房室传导阻滞：

❶ PR间期延长，> 200 ms，此例为236 ms（图21-2）。

❷ P波后均有QRS-T波群，无脱落。

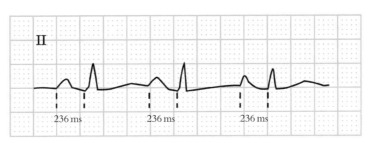

图 21-2

此例心电图 PR 间期延长（236 ms），且 PR 间期恒定，无 QRS-T 波群脱落，提示为一度房室传导阻滞

后 续

患者入院后完善心超检查，提示左房增大（内径 43 mm），主动脉瓣退行性变伴轻微关闭不全；完善冠脉 CTA 提示前降支浅表型心肌桥 – 壁冠状动脉形成，管腔均轻度狭窄。给予调整降压治疗及对症治疗等，患者症状好转出院。

疾病要点

❶ 一度房室传导阻滞是指激动从心房传导至心室的过程中出现时间延迟。可出现于运动员、迷走神经张力增高者，其他多见于：药物所致房室传导延迟、房室结结构异常、心肌缺血、扩张或浸润型心肌病。通常无症状，无需特殊治疗。

❷ 一度房室传导阻滞的心电图表现为静息心率时 PR 间期 > 200 ms，但无 QRS-T 波群脱落。

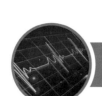

22. 二度 I 型房室传导阻滞

 病例简介

患者，男，66 岁，因胸闷、心悸 3 月入院。平素无黑朦、晕厥等症状。入院查心电图如下（图 22-1）。

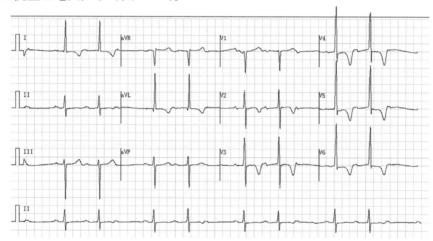

图 22-1

入院心电图

读图要点

❶ 二度 I 型房室传导阻滞（又称莫氏 I 型）：

（1）PP 间期规则，心房率 81 次 / 分。

（2）PR 间期逐渐延长，直至 P 波后脱落 QRS-T 波群，此后恢复并再次逐渐延长。脱落前 PR 间期最长，脱落后 PR 间期最短（图 22-2）。

❷ 左室肥厚：

（1）左室高电压：符合 Sokolov-Lyon 标准（V1 导联 S 波振幅 +V5-V6 导联的 R 波最高振幅，女性 ≥ 3.5 mV，男性 ≥ 4.0 mV；此例为 4.2 mV）。

（2）ST-T 改变。

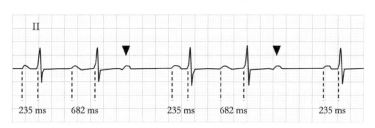

图 22-2

此例为二度 I 型房室传导阻滞。PR 间期逐渐延长，直至 P 波后脱落 QRS-T 波群，未下传的 P 波为三角箭头所指处

后 续

患者入院后完善心超检查，提示左室肥厚（室间隔厚度 14 mm，左室后壁厚度 13 mm），左房增大（内径 42 mm）伴轻度二尖瓣关闭不全。行冠脉造影检查，显示冠状动脉三支血管大致正常。行动态心电图检查，未见长间歇。治疗上暂无特殊处理，嘱患者定期随访观察。

疾病要点

❶ 二度 I 型房室传导阻滞可发生于迷走神经张力较高的正常人，尤其是年轻人或运动员。急 / 慢性心肌缺血、药物、心肌炎、高钾血症等也可诱发。其阻滞部位通常为房室结，常为良性，如无合并症一般无明显临床症状，无需特异性治疗，但需排查潜在病因。

❷ 二度 I 型房室传导阻滞的心电图表现为 PR 间期逐渐延长，直至 P 波不能下传心室，脱落前 PR 间期最长，脱落后 PR 间期最短。

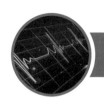

23. 二度 II 型房室传导阻滞

病例简介

    患者，女，79 岁，因胸闷、心悸 3 月余入院。曾有晕厥 1 次，伴意识丧失，1 分钟后苏醒，无抽搐、大小便失禁等症状。入院查心电图如下（图 23-1）。

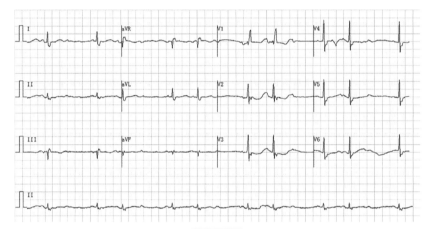

图 23-1

入院心电图

读图要点

❶ 二度 II 型房室传导阻滞（又称莫氏 II 型）：

（1）PP 间期规则，心房率为 88 次 / 分。

（2）PR 间期固定，QRS 波群间歇性脱落，房室传导比为 3 : 2（图 23-2）。

❷ 完全性右束支传导阻滞：QRS 波时限 124 ms，V1 导联呈 rsR' 型，V5-V6 导联 S 波增宽。

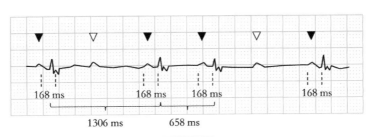

图 23-2

此例患者 PR 间期恒定（168 ms），伴部分 P 波（三角箭头指示 P 波，其中未下传者由空心三角箭头指示）脱落，房室传导比为 3：2。注意第 2 个 P 波前后的 RR 间期为 1306 ms，而其后连续 2 个未脱落搏动的 RR 间期为 658 ms，故脱落 P 波前后的 RR 间期是未脱落者的整数倍

后 续

患者入院后完善电解质、甲状腺功能、心超、冠脉 CTA 等检查后，未见明显异常，排除禁忌后，行双腔永久起搏器植入术，术顺，患者康复出院。

疾病要点

❶ 二度 II 型房室传导阻滞主要由于心肌坏死、梗死、纤维化等病因导致传导系统的不可逆、结构性病变所致，其阻滞部位通常较低，位于房室结以下，约有 3/4 患者的阻滞部位位于希氏束以下，因此 QRS 波呈宽大畸形，另有 1/4 患者的阻滞部位位于希氏束，此时 QRS 波时限正常。

❷ 与二度 I 型房室传导阻滞相比，二度 II 型房室传导阻滞患者更易出现血流动力学不稳定、严重心动过缓，并进展为三度房室传导阻滞，在排除可逆性病因之后，最终往往需要永久起搏器治疗。

❸ 二度 II 型房室传导阻滞的心电图表现为 PR 间期固定；QRS 波群间歇性脱落，传导比多为 2：1、3：1 或不等比；下传的 QRS 波群形态正常或呈束支阻滞图形。

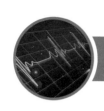

24.高度房室传导阻滞

 病例简介

　　患者，男，81岁，因频发头晕7月余，加重3日入院。入院次日头晕再次发作，查心电图如下（图24-1）。

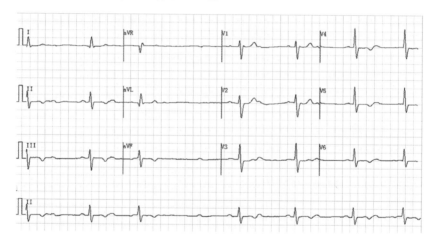

图24-1

入院次日头晕发作时心电图

读图要点

　　❶ 高度房室传导阻滞：

　　（1）PP间期规则，心房率81次/分。

　　（2）不等比房室传导，部分呈5:1，部分呈2:1（图24-2）。

　　❷ 交界性逸搏。

③ 室内传导阻滞：QRS 波时限增宽，＞110 ms（此例 QRS 波时限为 120 ms），不符合左束支或右束支传导阻滞诊断标准。

④ 继发性 ST-T 改变。

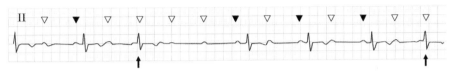

图 24-2

此例心电图 PP 间期规则，心房率 81 次／分，伴不等比房室传导（部分呈 2∶1，部分呈 5∶1 下传）。三角箭头指示心房 P 波，其中下传心室的为实心三角箭头，未下传心室的为空心三角箭头；长尾箭头指示交界性逸搏

后 续

患者入院后完善心超检查，提示主动脉增宽，主动脉瓣退行性变伴轻度关闭不全；轻度三尖瓣关闭不全；室间隔基底部增厚（13 mm）。排除禁忌后行双腔永久起搏器植入术，术后患者康复出院。

疾病要点

❶ 高度房室传导阻滞是二度 II 型房室传导阻滞中更为严重的形式，但与三度房室传导阻滞不同，其仍有 P 波能下传心室。诊断后需排除可逆性病因，对因治疗；如为不可逆性因素所致，通常需永久起搏器治疗。

❷ 高度房室传导阻滞的心电图表现为连续 2 个或 2 个以上的 P 波未下传，导致连续几个 P 波后 QRS-T 波群脱落。其房室传导比可规律，即 3∶1、4∶1 等，也可不规律。下传的 QRS 波群通常形态正常或呈束支阻滞图形。

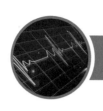

25. 三度房室传导阻滞

 病例简介

　　患者，男，77岁，因胸闷、气促1年，加重1月余入院。3日前曾有一过性黑矇，无晕厥。入院查心电图如下（图25-1）。

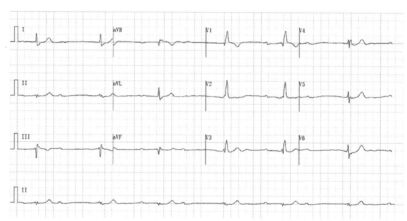

图 25-1

入院心电图

读图要点

三度房室传导阻滞伴室性逸搏：

❶窦性心动过缓（心房率56次/分）。

❷P波与QRS波群相互独立，为完全性房室分离（图25-2）。

❸心房率快于心室率。

❹QRS波宽大畸形（QRS波时限144 ms），为室性逸搏心律，心室率36次/分。

78

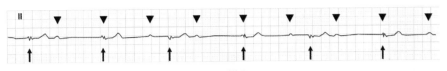

图 25-2

此例心电图 PP 间期规则，心房率为 56 次/分（三角箭头所指为 P 波）；RR 间期欠规则，QRS 波宽大畸形，平均心室率为 36 次/分，为室性逸搏（长尾箭头所指）；两者相互独立，P 波频率大于 QRS 波频率

后　续

患者入院后完善血常规、生化、电解质、甲状腺功能、心肌酶、心超、冠脉 CTA 等检查，未见明显异常，排除禁忌后，行双腔永久起搏器植入术，术顺，患者康复出院。

疾病要点

❶ 三度房室传导阻滞即完全性房室传导阻滞，心房激动无法下传至心室，常见的病因包括：心肌缺血、心肌炎、心肌病（如心肌淀粉样变）、高钾血症，以及心外科手术、经皮主动脉瓣置换术等医源性操作。病因如为可逆性，首先应对因治疗；如为不可逆性因素，通常需永久起搏器治疗治疗。

❷ 三度房室传导阻滞的心电图特点为心房（P 波）和心室（QRS 波群）活动相互独立，即房室分离；心房率快于心室率；心室节律由交界区或心室异位起搏点维持。如阻滞部位位于房室结或希氏束，通常为窄 QRS 波，心室率 40 ~ 60 次/分，表现为交界性逸搏；如阻滞部位位于希氏束以下，通常为宽 QRS 波，心室率 ≤ 40 次/分，表现为室性逸搏。

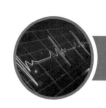

26. 房颤伴三度房室传导阻滞

病例简介

患者，男，73岁，因阵发性心悸10余年，加重伴头晕、乏力3月入院，伴黑矇。1年前曾于我院查心电图（图26-1），此次入院查心电图如下（图26-2）。

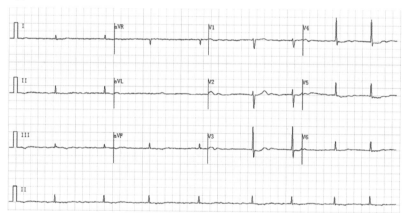

图 26-1

入院1年前心电图

读图要点

❶ 慢室率房颤：

（1）P波消失，代之以f波。

（2）RR间期绝对不规则，平均心室率51次/分。

（3）QRS波形态正常，时限74 ms。

❷ ST-T改变。

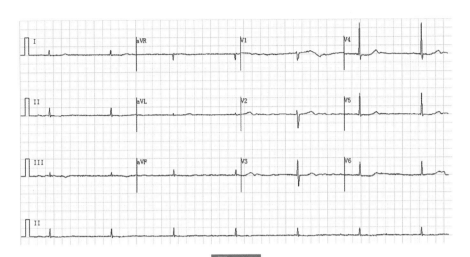

图 26-2

入院当日心电图

读图要点

❶ 房颤伴三度房室传导阻滞（图 26-3）：

（1）P 波消失，代之以 f 波。

（2）RR 间期规则，心室率 41 次 / 分。

❷ 交界性逸搏心律：QRS 波形态正常，时限 76 ms。

❸ ST-T 改变。

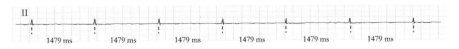

图 26-3

此例心电图 P 波消失，代之以 f 波，RR 间期规则（均为 1479 ms），QRS 波形态正常，时限 76 ms，为交界性逸搏心律

后续

患者入院后完善心超检查，提示左房增大（内径 48 mm），伴轻中度二尖瓣关闭不全；行冠状动脉 CTA 检查，提示冠状动脉三支血管轻度狭窄。排除禁忌后行单腔永久起搏器植入术，术后继续予抗凝治疗，患者病情好转出院。

疾病要点

❶ 当房颤患者心律变得缓慢而规律时，需考虑合并三度房室传导阻滞。

❷ 首先须排除地高辛等药物因素所致。

❸ 此类患者晕厥或猝死发生风险高，无论是否有症状，均应首先考虑起搏器治疗。

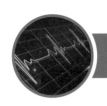

27. 长 QT 综合征

病例简介

　　患者，女，66岁，因反复晕厥30余年，加重伴胸闷、气促20日入院。既往有高血压病史。有1兄1姐，自诉有"长QT综合征"家族史，兄25岁时猝死，姐姐50岁时有心肺复苏史，具体不详。入院查心电图如下（图27-1）。

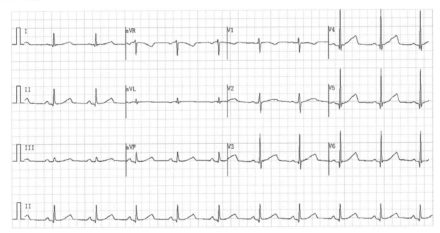

图 27-1

入院心电图

读图要点

①QRS 波形态正常，时限正常（88 ms）。

②QT 间期延长，此例 QTc 为 498 ms（图 27-2）。

③T 波宽大。

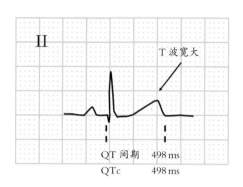

图 27-2

此例心电图 QT 间期延长（QT 间期 498 ms，心率 60 次 / 分，QTc 498 ms），
伴 T 波宽大

后续

患者入院后完善化验，排除电解质紊乱；完善心超检查，提示主动脉瓣退行性变伴轻度关闭不全。心脏磁共振未见明显异常。排除特殊用药史所致 QT 间期延长。综合症状、家族史、心电图等，考虑先天性长 QT 综合征可能性大（因个人原因未行基因检测），予 ICD 治疗，患者康复出院。

疾病要点

❶ 长 QT 综合征指 QT 间期延长和 T 波异常，可引起致命性室性心律失常，根据病因可分为先天性和获得性。其中，先天性为基因突变所致；而获得性继发于其他因素，包括：

（1）药物，如抗心律失常药物（索他洛尔、胺碘酮、奎尼丁、多非利特等）、抗精神病药物（氟哌啶醇、美沙酮、芬太尼等）、胃肠动力药物（西沙必利等）、抗生素（喹诺酮类、大环内酯类等）。

（2）电解质紊乱，如低钾、低镁、低钙血症。

（3）器质性心脏病，如心力衰竭、冠心病等。

❷ 长 QT 综合征的治疗手段包括去除延长 QT 间期的继发因素、抗心律失常（补钾、美西律）及植入 ICD。

❸ 根据 T 波形态，长 QT 综合征可分为 3 型：

（1）1 型 T 波特别宽大（如本例）。

（2）2 型 T 波呈双峰或低平。

（3）3 型 ST 段平直或上斜型延长，延迟出现高尖的 T 波。

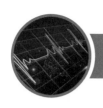

28. Brugada 综合征

 病例简介

患者，男，59 岁，因反复发作性晕厥 1 月入院。每次持续 1 分钟左右，不伴有胸闷、胸痛等。自诉父亲 42 岁时猝死，具体不详。入院当日（图 28-1）及次日（图 28-3）查心电图如下。

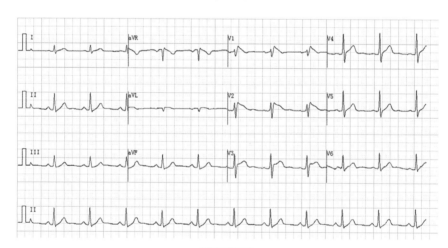

图 28-1

入院当日心电图

读图要点

V1-V3 导联 ST 段抬高（均＞2 mm），其中 V1、V2 导联 ST 段下斜型抬高，T 波倒置（图 28-2）。

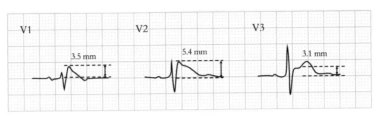

图 28-2

此例心电图 V1-V3 导联 ST 段抬高，其中 V1、V2 导联 ST 段为下斜型抬高，T 波倒置

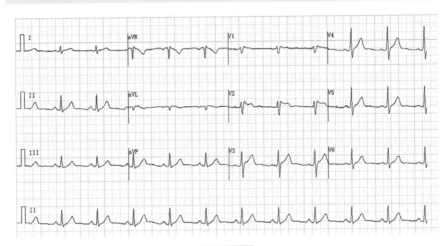

图 28-3

入院次日心电图

ℹ️ 读图要点

V1、V2 导联 ST 段呈马鞍型抬高（图 28-4）。

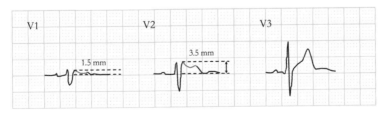

图 28-4

此例心电图 V1、V2 导联 ST 段呈马鞍型（红线）抬高

后 续

患者入院后完善相关辅助检查及电生理检查，结合病史及家族史，考虑 Brugada 综合征，予 ICD 治疗，患者康复出院。

疾病要点

❶ Brugada 综合征是一种常染色体显性遗传病，外显率不定，致病性突变发生在编码心肌钠通道亚基的 SCN5A 基因。患者如有典型的心电图表现，并存在至少以下一种临床表现，包括：记录到室颤、多形性室速、45 岁前猝死家族史、1 型 Brugada 模式心电图改变的家族史、电生理检查可诱发室速、提示快室率心律失常的不明原因晕厥、夜间濒死式呼吸等，考虑诊断为 Brugada 综合征。若只有典型的心电图特征，无症状且不符合其他临床标准，则仅可诊断为 Brugada 心电图模式。ICD 是对于 Brugada 综合征唯一有效的治疗方法。如果不适合或拒绝植入 ICD，可以试用奎尼丁或胺碘酮治疗。

❷ Brugada 心电图模式分 2 型，表现为至少 1 个以上的右胸导联（V1–V3 导联）出现：

（1）1 型：ST 段呈下斜型抬高，≥ 2 mm，伴 T 波倒置（穹窿型，本例图 28–1）。

（2）2 型：ST 段呈马鞍型抬高（图 28–3），并在钠通道阻滞剂激发后可转化为 1 型 Brugada 心电图模式。

❸ 同一患者可以呈现不同的 Brugada 心电图模式（如本例）。

❹ Brugada 心电图模式可受如下因素影响：发热、缺血、药物（钠通道阻滞剂、钙拮抗剂、β 受体阻滞剂、硝酸酯类药物、三环或四环类抗抑郁药、酒精等）、代谢紊乱、体温过低等。

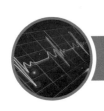

29. 早期复极综合征

病例简介

患者，男，62岁，因胸闷1月入院，无晕厥等。否认既往有高血压、糖尿病等病史。入院查心电图如下（图29-1）。

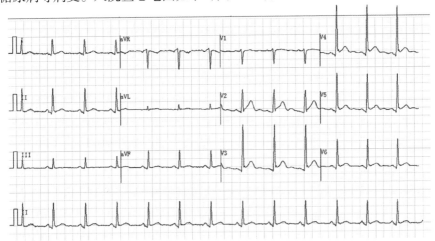

图 29-1

入院心电图

读图要点

❶ V3-V6 导联 J 点（波）及 ST 段弓背向下抬高（V3 导联抬高 > 0.2 mV，V4-V6 导联抬高 > 0.1 mV），T 波直立（图 29-2）。

❷ V3-V4 导联 QRS 波终末部分顿挫。

❸ QRS 波时限正常（80 ms）。

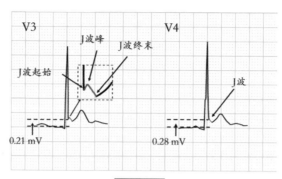

图 29-2

此例心电图 V3、V4 导联可见 J 波（又称 Osborn 波），导致 QRS 波终末部分顿挫，T 波直立。J 波由起始部、波峰和终末部组成，起始部抬高

后 续

患者入院后查心肌酶谱未见异常，6 小时后复查心电图无动态变化，心超检查未见明显异常。冠脉造影显示冠状动脉三支血管未见明显狭窄。考虑诊断为早期复极，药物治疗后病情好转出院。

疾病要点

❶ 早期复极心电图定义为在 2 个相邻导联上出现 J 点抬高 0.1mV 及以上，呈顿挫或切迹的波形，也称为"J 点（波）抬高"，患病率约为 1% ～ 18%，多见于年轻男性，可能与室颤风险增加相关。心电图存在早期复极表现的患者，如记录到室颤，或有心源性晕厥、心脏骤停等病史（排除其他病因后考虑室颤所致），可考虑诊断为早期复极综合征。

❷ 早期复极综合征的心电图特征性表现为 ST 段弓背向下抬高及 QRS 波终末部顿挫，也即 QRS 波终末部出现 J 波，多见于胸前导联。QRS 波时限通常正常，T 波常直立。

心肌、心包疾病篇

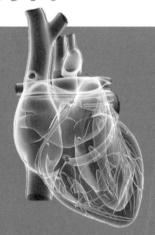

基于心电图的心内科典型病例分析

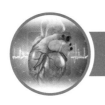

30.高血压性心脏病

病例简介

患者，女，47岁，因体检发现高血压1月入院。血压最高为240/148 mmHg，未服药控制。入院查心电图如下（图30-1）。

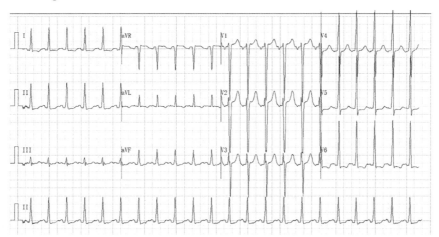

图 30-1

入院心电图

读图要点

❶ 窦性心动过速（心率132次/分）。

❷ 左室高电压，符合Sokolov-Lyon标准：V1导联S波振幅+V5-V6导联的R波最高振幅，女≥3.5 mV，男≥4.0 mV；此例6.2 mV（图30-2）。

❸ 继发性ST-T改变：I、aVL、V5-V6导联ST段压低，T波双向或倒置。

93

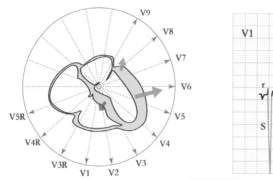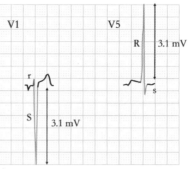

图 30-2

心室除极向量与 QRS 波群各组分的对应关系，可见 $S_{V1}+R_{V5}=6.2\,mV$，符合心电图左室高电压的诊断标准，提示左室肥厚

后 续

患者入院后完善各项检查，排除继发性高血压，考虑为原发性高血压。完善心超检查，示左室舒张末期内径 61 mm，左室收缩末期内径 49 mm，室间隔增厚，左室射血分数 40%。进一步行心脏磁共振检查，示左室壁均匀性增厚（室间隔及左室后侧壁均为 17 mm），收缩活动普遍减弱，延迟增强下左室心肌未见明显强化（图 30-3）。结合病史及检查，诊断为高血压性心脏病（简称高心病）。治疗上予沙库巴曲缬沙坦、比索洛尔、螺内酯等改善心肌重构、控制血压。

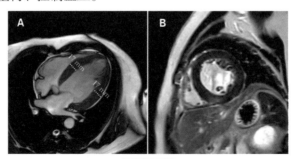

图 30-3

心脏磁共振显示左室壁均匀性增厚，室间隔及左室后侧壁均为 17 mm（A），延迟增强下左室心肌未见明显强化（B）

疾病要点

❶ 高心病是指慢性高血压长期控制不佳引起心脏结构及功能的改变，包括左室舒张功能减退（早期）、左房增大、左室肥厚，进而发展为左室收缩功能减退、心力衰竭。

❷ 高心病常见心电图表现：

（1）电压增高，表现为左侧导联（I、aVL、V4–V6 导联）R 波振幅增高，右侧导联（III、aVR、V1–V3 导联）S 波振幅增高。

（2）心肌除极时间延长（R 波达峰时间 > 50 ms）。

（3）心肌复极异常（ST–T 改变）。

❸ 高心病治疗包括控制血压、抗心肌重构、逆转左室肥厚，例如应用肾素 – 血管紧张素系统拮抗剂等。

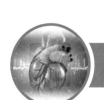

31. 肥厚型心肌病（一）

 病例简介

患者，女，36岁，因反复胸闷、气促14年，加重2年入院。近期轻中度体力活动后气促明显，时伴胸痛，休息数分钟后可逐渐缓解。偶有黑朦，持续约1～2秒，否认有晕厥症状。入院查心电图如下（图31-1）。

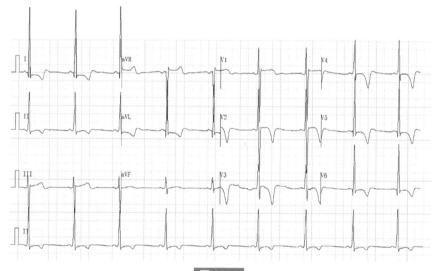

图31-1

入院心电图

读图要点

❶ 窦性心动过缓（心率51次/分）。

❷ 左室高电压，符合Sokolov-Lyon标准：

（1）V1导联S波振幅+V5-V6导联的R波最高振幅，女≥3.5mV，男≥4.0mV；此例6.5mV（图31-2）。

（2）aVL 导联 R 波振幅≥ 1.1 mV，此例 2.8 mV。

❸ ST-T 改变：

（1）I、aVL 导联 ST 段压低，V1、V2、aVR 导联 ST 段抬高。

（2）I、II、aVL、V2-V6 导联 T 波倒置。

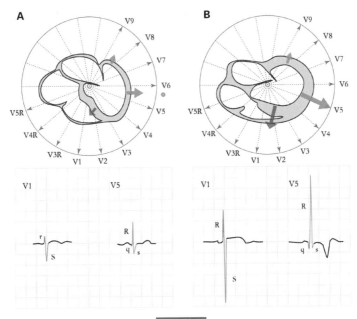

图 31-2

心室除极向量与 QRS 波群各组分的对应关系。（A）心超正常的患者，（B）此例肥厚型心肌病患者，可见心肌肥厚导致心电图电压明显增高，特别是室间隔肥厚所致 V1 导联 R 波振幅增加

后 续

患者入院后行心超检查，示左室壁非对称性肥厚，以室间隔为著（最厚约 33 mm），经左室流出道最大压差约 53 mmHg，二尖瓣 CD 段可见收缩期前向运动（SAM 征）。完善心脏磁共振检查，示室间隔最厚处 36 mm，

延迟增强后左室壁中层多发片状延迟强化（图 31-3）。根据病史及检查，确诊为肥厚型梗阻性心肌病，行左室流出道疏通术，术后复查心超见室间隔最厚处 16 mm，未见梗阻，病情好转出院。

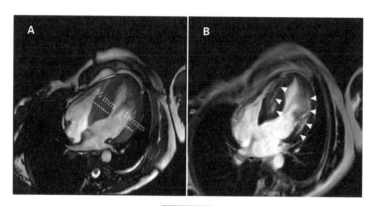

图 31-3

（A）心脏磁共振证实左室壁非对称性肥厚，室间隔最厚处 36 mm，侧壁 18 mm；（B）延迟增强后左室壁中层多发片状延迟强化（三角箭头所指）

疾病要点

❶ 肥厚型心肌病是一种遗传性心肌病，为常染色体显性遗传。解剖特点为左室壁非对称性增厚，根据左室流出道有无梗阻分为梗阻性和非梗阻性。

❷ 常见症状包括乏力、呼吸困难、胸痛、心悸与晕厥等。易合并心律失常，如房颤、室上速、房早、室早等。常见的治疗方式包括药物治疗、酒精消融和左室流出道疏通术等。

❸ 心电图特点包括左室高电压、ST-T 改变及深而窄的 Q 波。值得注意的是，肥厚型心肌病的 Q 波常出现于侧壁（I、aVL、V5、V6 导联，最为常见）或下壁导联（II、III、aVF 导联），是肥厚的室间隔除极后的表现，一般时限＜ 40 ms，而心肌梗死时的 Q 波时限则通常＞ 40 ms。

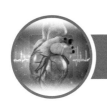

32. 肥厚型心肌病（二）

病例简介

　　患者，女，27岁，因反复活动后胸闷、气促8年，加重1年入院。否认有黑矇、晕厥等症状。入院查心电图如下（图32-1）。

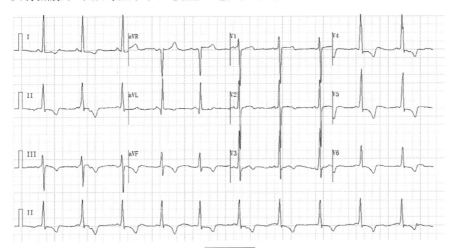

图 32-1

入院心电图

读图要点

① 左室肥厚（图32-2）：

（1）左室高电压，符合 Sokolov-Lyon 标准：V1 导联 S 波振幅 +V5-V6 导联的 R 波最高振幅，女性 ≥ 3.5 mV，男性 ≥ 4.0 mV；此例 4.2 mV。

（2）ST-T 改变：V4-V6 导联 ST 段压低，II、III、aVF、V4-V6
导联 T 波倒置。

❷ 心室预激：

（1）PR 间期缩短，< 120 ms（此例 86 ms）。

（2）QRS 波群起始部粗钝，可见 δ 波。

（3）QRS 波增宽，时限 > 110 ms（此例 124 ms）。

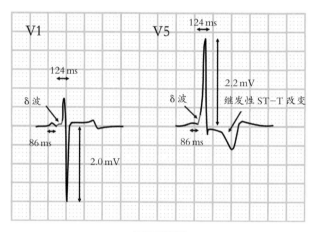

图 32-2

此例患者左室高电压（$S_{V1}+R_{V5}=4.2$ mV），QRS 波起始部粗钝，可见 δ 波（红色），伴有 PR 间期缩短（86 ms），QRS 波时限增宽（124 ms）

后续

入院后完善心超检查，示左室壁非对称性肥厚，室间隔 21 mm，左室后壁 9 mm，左室流出道收缩期血流速度未见明显异常，二尖瓣 CD 段未见明显 SAM 征（图 32-3）。完善心脏磁共振检查，示室间隔明显增厚（22.3 mm），延迟增强后室间隔及左室前壁见不规则片状强化（图 32-4）。患者入院后完善各项检查，诊断为非梗阻性肥厚型心肌病，暂无手术指征，治疗上给予 β 受体阻滞剂等药物治疗，症状好转出院。

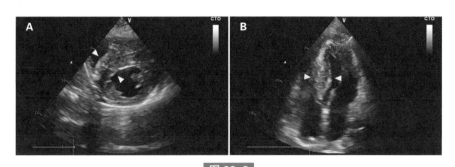

图 32-3

心超提示室间隔（白色三角箭头）显著增厚。A. 左室短轴切面，B. 四腔心切面

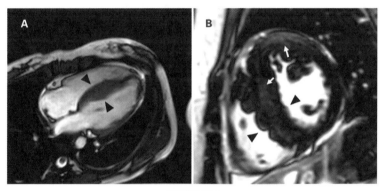

图 32-4

心脏磁共振证实左室壁非对称性肥厚，室间隔（三角箭头所指处）最厚处 22.6 mm，延迟增强后室间隔及左室前壁见不规则片状强化（长尾箭头所指处）。A. 左室短轴切面；B. 二腔心短轴切面

疾病要点

部分肥厚型心肌病患者同时合并预激综合征，可能与非肌节蛋白的编码基因突变相关。常见的突变基因包括 PRKAG2（编码 AMP 激活蛋白激酶的 γ-2 调节亚单位，该基因突变导致心肌糖原贮积）和 LAMP2（编码溶酶体相关膜蛋白 2，该基因突变导致糖原贮积病 IIb 型，即 Danon 病）。这些代谢性贮积性心肌病常同时存在预激综合征和心肌肥厚，而心肌肥厚模式与经典的肥厚型心肌病类似，被认为是肥厚型心肌病"拟表型"。

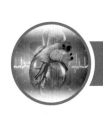

33. 心尖肥厚型心肌病

病例简介

患者，男，46 岁，体检发现心电图异常 1 年余入院。入院查心电图如下（图 33-1）。

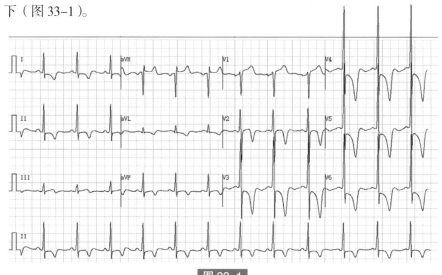

图 33-1

入院心电图

读图要点

❶ 左室高电压，符合 Sokolov-Lyon 标准：V1 导联 S 波振幅 +V5-V6 导联的 R 波最高振幅，女性 ≥ 3.5mV，男性 ≥ 4.0mV；此例 5.2mV。

❷ T 波广泛倒置（除 aVR、V1 导联外），其中胸前导联（V2-V6 导联）T 波深倒（图 33-2）。

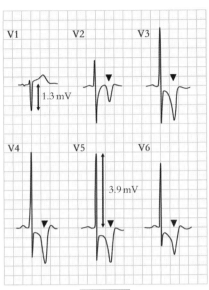

图 33-2

此例患者左室高电压（$S_{V1}+R_{V5}=5.2\,mV$），伴 V2-V6 导联广泛 T 波深倒（三角箭头所指处）

后 续

入院后完善冠脉 CTA 未见明显异常，心脏磁共振示心尖肥厚型心肌病（图 33-3）。给予 β 受体阻滞剂等治疗后，患者出院，嘱心内科门诊随访。

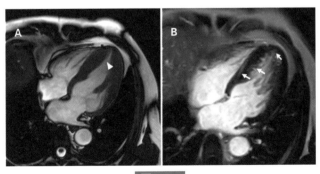

图 33-3

心脏磁共振（A）提示左室壁弥漫性增厚，以心尖段为著（三角箭头所指处），舒张期心尖段最厚处约 24mm，左室流出道未见明显狭窄。延迟增强（B）后左室壁中层见散在斑点片状强化（长尾箭头所指处）

疾病要点

❶ 心尖肥厚型心肌病是肥厚型心肌病的一种形态学变异。心肌肥厚主要见于左室心尖部，多无流出道梗阻。此病多见于东亚人群，患者症状通常较轻或无症状。

❷ 心电图特异性表现为胸前导联高电压及深倒的 T 波。倒置的 T 波也可出现于侧壁导联（Ⅰ、aVL 导联）及下壁导联（Ⅱ、Ⅲ、aVF 导联，如本例）。

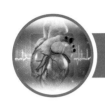

34. 扩张型心肌病

病例简介

　　患者，男，28 岁，因气促、乏力 4 年余，加重 2 周入院。患者近 2 周运动耐量明显下降，夜间不能平卧。否认有高血压、糖尿病病史。入院查心电图如下（图 34-1）。

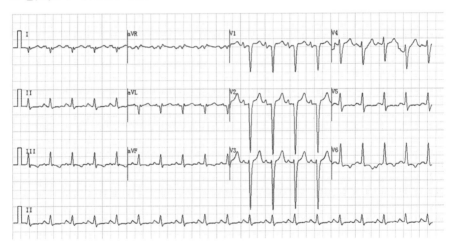

图 34-1

入院心电图

读图要点

❶ 窦性心动过速（心率 110 次 / 分）。

❷ 左房增大：V1 导联 P 波双向，V1 导联 P 波终末电势（PTFv1）> 0.04 mm・s（此例 0.06 mm・s）。

③ V1-V4 导联 R 波递增不良，V1-V2 导联异常 Q 波（图 34-2）。

④ ST-T 改变。

⑤ 心电轴右偏（+109°）。

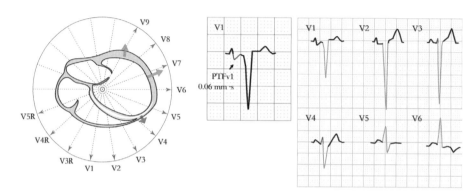

图 34-2

此例患者心室除极向量与 QRS 波群各组分的对应关系，可见 V1-V4 导联 QRS 波群为 QS 或 rS 型，R 波递增不良，这些心电图表现与室间隔纤维化（示意图白色区域）、心室向左、后方扩大，引起除极向量方向改变有关。同时，此患者 V1 导联 P 波终末电势为 0.06 mm·s，提示合并左房增大

后续

患者入院后完善心超检查，显示左房内径 50 mm，左室舒张末期内径 77 mm，左室收缩末期内径 66 mm，Simpson 法测得左室射血分数 31%，少量心包积液。冠脉 CTA 未见明显异常。进一步行心脏磁共振检查，显示双房增大（左房 46 mm，右房 43 mm），左室增大（左室舒张末期内径 63 mm，左室舒张末期容量 514 mL），左室壁收缩活动普遍减弱，延迟增强下室间隔、前壁及下壁基底段心肌中层见线状强化（图 34-3）。予血管紧张素转化酶抑制剂、β 受体阻滞剂、螺内酯等药物治疗。半年后随访患者心衰症状明显好转，射血分数恢复至 48%。

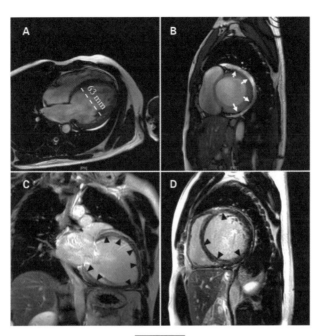

图 34-3

心脏磁共振显示左室增大（A）合并少量心包积液（B，长尾箭头所指）。（C-D）
延迟增强下左室前壁、下壁基底段、室间隔心肌中层线状强化（三角箭头所指）

疾病要点

❶ 扩张型心肌病是一类以左室或双室扩大伴收缩功能障碍为特征的
心肌病，病因多样，以病毒感染和基因突变最为常见。临床表现为心脏扩大、
心力衰竭、心律失常、血栓栓塞及猝死等。

❷ 扩张型心肌病的心电图缺乏特异性表现，可表现为心电轴偏移（心
电轴右偏往往提示同时存在右室扩大，如本例）、胸前导联 R 波递增不良、
室内传导阻滞或左束支传导阻滞（通常由于心室扩大引起）、ST-T 改变
（ST 段压低和 T 波倒置）等，严重的左室纤维化还可出现病理性 Q 波。另
外可见多种心律失常同时存在，如各类期前收缩、房颤、非持续性室速等。

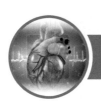

35.致心律失常性右室心肌病（一）

病例简介

患者，女，55 岁，因反复胸闷、气促 2 年入院。入院后查心电图如下（图 35-1）。

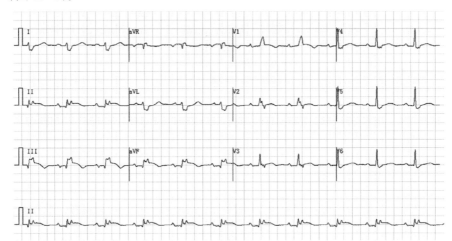

图 35-1

入院心电图

读图要点

❶ 一度房室传导阻滞（PR 间期 232 ms）。

❷ II、III、aVF、V2-V4 导联 QRS 波群终末部出现小棘波，即 Epsilon 波（图 35-2）。

❸ T 波改变。

108

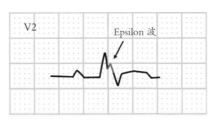

图 35-2

此例 V2 导联 QRS 波群终末部出现小棘波，即 Epsilon 波，同时见于 II、III、aVF、V3、V4 导联。需注意此例中 Epsilon 波紧随 QRS 波，形成 ST 段抬高样表现，需与 ST 段抬高型心肌梗死相鉴别

后 续

入院后查肌钙蛋白 I 0.16 ng/mL（参考值 0 ～ 0.04 ng/mL），氨基末端脑钠肽前体 9032 pg/mL（参考值 5 ～ 263 pg/mL），冠脉造影未见明显异常。患者入院后反复发生室速（图 35-3），心脏磁共振提示右室壁弥漫性纤维化，右心增大，右心功能不全（射血分数 33%）。综合病史及检查，诊断为致心律失常性右室心肌病，予 ICD 治疗。最终患者仍于数月后心源性死亡。

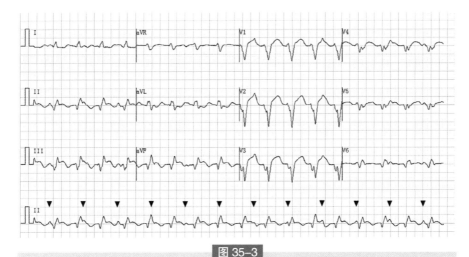

图 35-3

此例室速发作时心电图。可见房室分离（三角箭头所指为 P 波），心房率 73 次 / 分，平均心室率 107 次 / 分，其中部分 P 波与 QRS 波重叠而不易被识别

读图要点

❶ QRS 波宽大畸形，时限 160 ms，平均心室率 107 次 / 分。

❷ 可见房室分离，心房率 73 次 / 分。

疾病要点

❶ 致心律失常性右室心肌病，又称为致心律失常右室发育不良，是一种遗传性心肌病，以右室心肌逐渐被脂肪及纤维组织替代为病理特征，左室也可受累。临床表现以室速、右室扩大、右心衰等为特点。治疗主要包括 β 受体阻滞剂、抗心律失常药物、ICD 植入及导管消融等。

❷ Epsilon 波为致心律失常性右室心肌病的特征性心电图表现，约见于 5％ ～ 30％ 的患者，由右室部分心肌延迟激动产生。主要表现为右胸导联 V1–V3 导联（尤其是 V2 导联）QRS 波群终末部出现高频、低幅的棘波或震荡波，亦可见于 II、III、aVF 导联。

36. 致心律失常性右室心肌病（二）

病例简介

患者，男，48岁，因阵发性胸闷、心悸1月余入院，伴晕厥2次。入院查心电图如下（图36-1）。

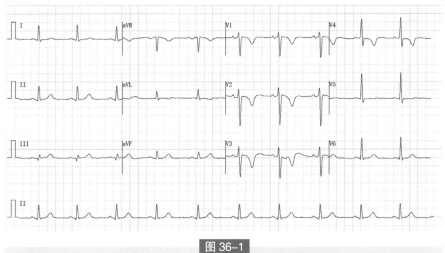

图 36-1

入院心电图

读图要点

❶ 窦性心律。

❷ V1-V4导联S波升支时限延长，T波倒置（图36-2）。

❸ I、aVL、V5导联T波低平。

111

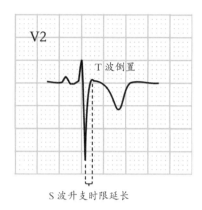

图 36-2

此例 V1-V4 导联 S 波升支时限延长为 59 ms（≥ 55 ms）伴 T 波倒置

病例简介（续）

入院后再发胸闷、心悸，立即查心电图如下（图 36-3）。

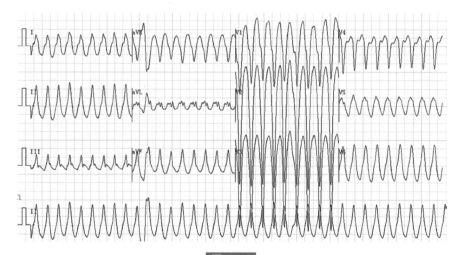

图 36-3

入院心悸发作时心电图

读图要点

室速：

❶ QRS 波宽大畸形，时限 273 ms，心室率 217 次 / 分。

❷ 胸前导联 QRS 波无 RS 型，根据 Brugada 四步法（详见"特发性室性心动过速"节）可诊断为室速。

后　续

患者入院后完善心超检查，未见明显异常（左室射血分数 62 ％）；冠脉 CTA 示左前降支近段斑块伴管腔轻中度狭窄。完善心脏磁共振检查，示右室增大，右室三尖瓣下游离壁反常运动（图 36-4），延迟增强见右室游离壁内膜下广泛分布线状强化影，并累及左室心尖处（图 36-5）。综合病史及检查，考虑诊断为致心律失常性右室心肌病，给予 β 受体阻滞剂等治疗。同时进一步行电生理检查提示右室来源室速，并于三尖瓣环游离壁见较早激动电位，行射频消融术，消融后再次行电生理检查未再诱发出室速。

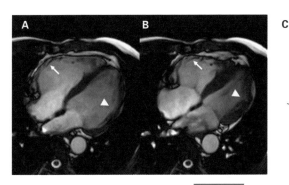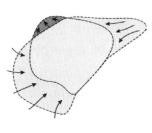

图 36-4

心脏磁共振显示右室壁反常运动（长尾箭头所指处），其中（A）为舒张期，（B）为收缩期。该患者右室运动示意图（C）显示了三尖瓣下游离壁（深红色）收缩期反常运动，也即"手风琴征"（accordion sign），同时可见左室侧壁室壁变薄（三角箭头所指处）

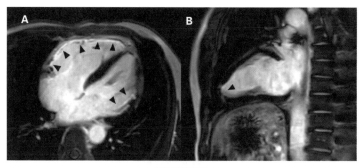

图 36-5

心脏磁共振延迟增强可见右室游离壁内膜下广泛分布线状强化影（A，三角箭头所指处）和左室心尖部散在线状强化灶（B，三角箭头所指处）

疾病要点 📋

❶ 致心律失常性右室心肌病的特征性心脏磁共振表现：

（1）节段性右室壁运动异常（无运动、反常运动或右室收缩不同步）。

（2）右室舒张末期容积指数增加（男性 ≥ 110 mL/m², 女性 ≥ 100 mL/m²）。

（3）右室射血分数降低，≤ 40%。

（4）右室壁延迟强化、心肌内脂肪浸润及局灶性变薄等。

❷ 致心律失常性右室心肌病的特征性心电图表现包括右胸导联（V1-V3 导联）S 波升支时限延长（无完全性右束支传导阻滞患者，从 S 波最低点到等电位线的时限 ≥ 55 ms）、T 波倒置及 Epsilon 波（见前例）。此例患者窦性心律时 V1-V3 导联 S 波升支时限 59 ms，合并有 T 波倒置，符合上述心电图特征。

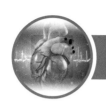

37.限制型心肌病（一）

病例简介

　　患者,女,68岁,因胸闷、气促伴全身浮肿2月入院。自诉近期血压偏低,波动于80～95/40～60mmHg,有夜间阵发性呼吸困难。既往无高血压、糖尿病等慢性疾病史。入院查心电图如下（图37-1）。

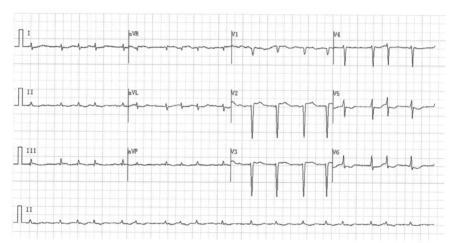

图 37-1

入院心电图

读图要点

❶ **房颤**：P波消失,代之以节律不规则的f波,RR间期绝对不规则。

❷ **肢体导联低电压**：6个肢体导联QRS波振幅均 < 0.5mV。

❸ V1-V4 导联 R 波递增不良，呈 QS 或 rS 型（图 37-2）。

❹ T 波广泛低平、倒置。

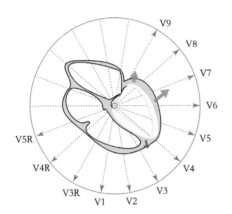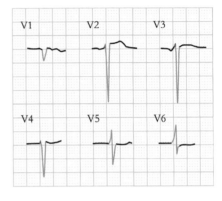

图 37-2

此例患者心室除极向量与 QRS 波群各组分的对应关系，可见 V1-V4 导联 QRS 波群为 QS 或 rS 型，R 波递增不良，呈现为"假性梗死模式"，这与室间隔等部位心肌浸润、心肌细胞大量丢失及疤痕修复有关（示意图白色区域）

后 续

患者入院后完善心超检查，显示室壁均匀性增厚，左室舒张功能异常（二尖瓣环处 E/A > 2，E/e' > 25），左房增大（内径 45 mm）。行心脏磁共振检查，提示左室壁增厚、舒张功能减弱伴异常强化，符合心肌淀粉样变（图 37-3）。进一步完善检查显示 24 小时尿蛋白增高（1069 mg/24 h）。血清中检出 M 蛋白，为 IgG-λ 型；尿液中检出本周氏蛋白，为 λ 型，行骨穿 + 活检确诊多发性骨髓瘤。综合病史及检查考虑轻链型心肌淀粉样变，请血液科会诊后予以化疗及对症支持治疗。

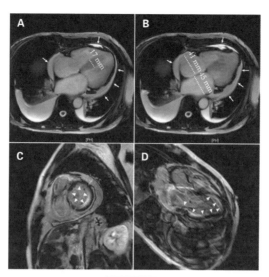

图 37-3

（A-B）心脏磁共振四腔心切面可见室间隔增厚（17 mm），双房增大（左房内径 45 mm，右房内径 41 mm），伴有少量心包积液（长尾箭头所指）。A. 舒张期；B. 收缩期。（C-D）延迟增强见左室壁弥漫性心内膜下线样强化（三角箭头所指）。C. 左室短轴切面；D. 左室长轴切面

疾病要点

❶ 限制型心肌病是以心室壁僵硬度增加、舒张功能降低、心室充盈受限为特点的一类心肌病，属于混合性心肌病，根据病变可分为浸润性、非浸润性、贮积性和其他类型。心超通常表现为双房明显增大，心室不扩张。浸润性和贮积性限制型心肌病可导致左室室壁增厚。

❷ 心肌淀粉样变是最主要的一类浸润性限制型心肌病，其中转甲状腺素蛋白（TTR）淀粉样变（ATTR 型）及轻链型淀粉样变（AL 型）占 95％ 以上。

❸ 心肌淀粉样变的典型心电图表现为与左室壁增厚不一致的 QRS 波低电压；心肌浸润和疤痕修复可导致病理性 Q 波，呈"假性梗死"样表现；心肌浸润如累及传导束，常导致房室传导阻滞或束支传导阻滞；另有 15％ 的心肌淀粉样变患者会出现房颤（如此例）。

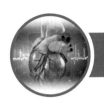

38. 限制型心肌病（二）

病例简介

患者，男，69 岁，因胸闷伴双下肢水肿 10 月入院。入院查心电图如下（图 38-1）。

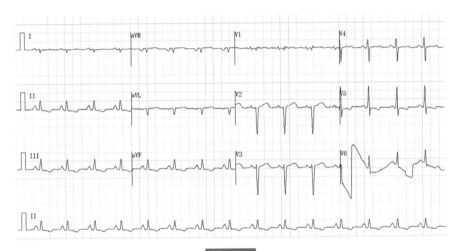

图 38-1

入院心电图

读图要点

❶ V1-V3 导联 R 波递增不良（图 38-2）。

❷ II、III、aVF、V5-V6 导联 ST-T 改变。

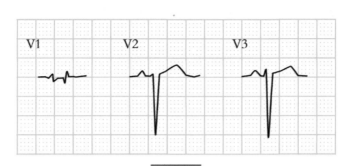

图 38-2

此例 V1~V3 导联 R 波递增不良，呈 qr 或 rS 型

后 续

患者入院后完善心超检查，显示左房增大（内径 45 mm）伴中度二尖瓣关闭不全，左室壁均匀性增厚（室间隔厚度 15 mm，左室后壁厚度 15 mm），右室壁增厚（9 mm），左室收缩活动减弱（射血分数 48%），舒张功能不全（二尖瓣瓣环水平室间隔侧 E/e' 22.9，左室壁侧 E/e' 17.1）。完善心脏磁共振检查，提示左室壁均匀性增厚，双房增大，左室壁收缩活动普遍减弱。延迟增强下心腔内对比剂较早流出，左室壁可见多发心内膜下强化，右室及左房壁线状强化（图 38-3）。综合患者病史及辅助检查结果考虑诊断为限制型心肌病，心肌淀粉样变。进一步完善血清/尿蛋白电泳、免疫固定电泳、游离轻链、骨髓穿刺等检查未见明显异常。完善 99 mTc-PYP 显像检查，显示心脏显像剂浓聚高于周围肋骨，评分 3 分。SPECT/CT 断层采集显示左室壁可见放射性浓聚（图 38-4）。综合以上考虑心肌淀粉样变（ATTR 型）可能性大。建议后续进一步完善基因测序以明确诊断。

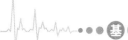
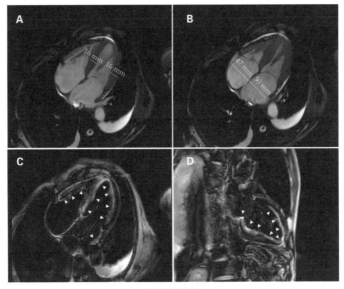

图 38-3

　　心脏磁共振电影序列显示（A-B）左室壁均匀性增厚伴双房增大。A.舒张期；B.收缩期。（C-D）延迟增强下可见心腔内对比剂较早流出，左室壁可见多发心内膜下强化，右室及左房壁线状强化（三角箭头所指）。C.四腔心切面；D.二腔心切面

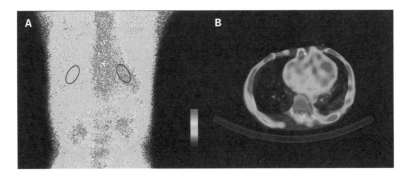

图 38-4

　　（A）99mTc-PYP 显像见心脏显像剂浓聚高于周围组织，在左心及对侧肺对等部勾画 ROI（黑圈处），估算平面 ROI 灰度值比值为 1.73，评分 3 分。（B）SPECT/CT 断层采集见左室壁（心尖、室间隔、侧壁）可见放射性浓聚

疾病要点

❶ 心肌淀粉样变主要包括 ATTR 型心肌淀粉样变和轻链型心肌淀粉样变。ATTR 型心肌淀粉样变包括野生型及遗传型。野生型也称为老年性系统性淀粉样变，患者年龄 > 60 岁，是老年患者射血分数保留型心衰的病因之一；遗传型是由于基因突变导致 TTR 四聚体结构不稳定而沉积于心肌组织中所致。ATTR 型心肌淀粉样变的检查方式包括心脏磁共振、骨示踪剂心脏闪烁成像、心肌活检和基因测序等。其中 ATTR 型淀粉样变对骨示踪剂（如 99 mTc–PYP）的摄取明显增高，而轻链型心肌淀粉样变则通常无摄取或摄取量低。诊断明确后，可予氯苯唑酸治疗，其作用主要为稳定 TTR 四聚体结构。终末期患者可考虑心脏移植及肝脏移植（因为 TTR 合成于肝脏）。

❷ 心肌淀粉样变的特征性表现为室壁厚度增加和心电图低电压间的不一致性。需要注意的是，轻链型心肌淀粉样变肢体导联低电压的发生率（约 60%）明显高于 ATTR 型（约 20%），如本例 ATTR 型心肌淀粉样变就没有明显 QRS 波低电压。心肌淀粉样变常见的心电图表现还包括假性梗死模式（如本例及前一例）、左束支传导阻滞、房室传导阻滞、房颤等。

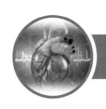 **39. 法布雷病** ▶▶▶

 病例简介 ♥

　　患者，男，35 岁，因反复活动后胸闷 2 年余，加重 2 周入院。曾有黑朦 1 次，持续约 1 分钟。既往有蛋白尿病史 12 年。入院查心电图如下（图39-1）。

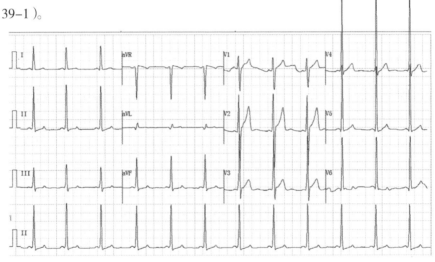

图 39-1

入院心电图

📌 读图要点

❶ 短 PR、正常 QRS 综合征（图 39-2）：

　（1）PR 间期缩短，< 120 ms（此例 112 ms）。

　（2）QRS 波时限正常，< 110 ms（此例 108 ms）。

　（3）无预激波。

❷ 左室高电压：胸前导联 V1 导联 S 波振幅 +V5-V6 导联的 R 波最高振幅，女 ≥ 3.5 mV，男 ≥ 4.0 mV；此例 4.8 mV。

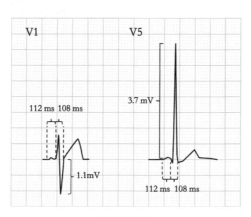

图 39-2

此例心电图PR间期缩短，但QRS波时限正常，未见δ波；且$S_{V1}+R_{V5}>4.0\,mV$，提示左室高电压

后 续

患者入院后完善心超检查，提示左室肥厚，以室间隔为主（13 mm），伴轻度二尖瓣、三尖瓣关闭不全，射血分数 53%。查心脏磁共振提示室间隔轻度增厚（12 mm），T1 加权黑血序列见左室侧后壁基底段信号减低，延迟增强见左室下侧壁基底段心外膜下延迟强化灶（图 39-3）。行肾穿刺活检术，病理符合法布雷（Fabry）病病理改变。测 α-半乳糖苷酶活性明显降低。行基因检测示编码 α-半乳糖苷酶的 GLA 基因 2 号外显子的 334 号核苷酸由 C 突变为 T，导致 112 位氨基酸残基由精氨酸转变为半胱氨酸，其母亲基因检测结果相同，为携带者。结合患者病史及检查，法布雷病诊断明确，定期给予法布赞（注射用阿加糖酶 β）替代治疗，辅以抗心肌重构、营养心

肌以及减少尿蛋白等治疗，患者病情改善。

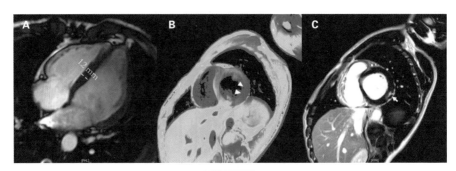

图 39–3

心脏磁共振检查（A）四腔心切面见室间隔轻度增厚（12 mm）；（B）T1 加权黑血序列伪彩见左室侧后壁基底段信号减低（三角箭头所指；蓝色为低信号，红色为高信号）；（C）延迟增强见心外膜下延迟强化灶（长尾箭头所指）

疾病要点

❶ 法布雷病是一种由 X 染色体连锁遗传的，溶酶体酶 α–半乳糖苷酶 A 活性缺乏所致的溶酶体蓄积病，为多系统疾病，常累及皮肤、角膜、心脏、肾脏和神经系统等。累及心脏时，会出现心律失常、左室肥大、心梗、心衰等表现。心脏磁共振显像表现为左室前外侧和下外侧壁基底及中段 T1 加权信号减低（细胞内脂质贮积）和心外膜下局灶性延迟强化（替代性纤维化）。法布雷病确诊需要进行 α–半乳糖苷酶活性测定和基因检测。治疗手段包括酶替代治疗（如法布赞）、分子伴侣提高酶活性（米加司他）等特异性治疗，以及抗心衰、降低尿蛋白等对症治疗。

❷ 法布雷病的心电图表现：如存在左室肥厚，心电图表现为左室高电压和复极异常；累及传导束时可合并房室传导加速，心电图表现为 PR 间期缩短但 QRS 波时限正常。

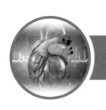

40.急性心肌炎

病例简介

患者，男，29岁，因发热伴胸闷、乏力3日入院。患者最高体温38.9℃。入院查心电图如下（图40-1）。

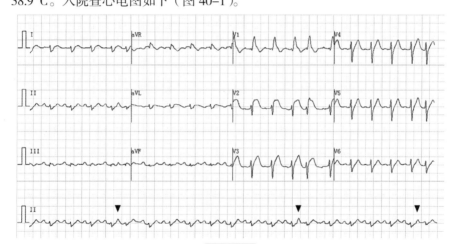

图 40-1

入院心电图

读图要点

❶ 窦性心动过速（心率124次/分）。

❷ 频发房早（三角箭头所指为房性P'波）。

❸ 完全性右束支传导阻滞：QRS波时限130ms，V1导联呈rsR'型，V5~V6导联S波增宽（图40-2）。

❹ V2~V3导联ST段抬高。

❺ 肢体导联低电压（各肢体导联QRS波振幅均<0.5mV）。

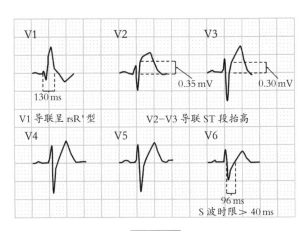

图 40-2

此例 QRS 波时限增宽（130 ms），V1 导联呈 rsR' 型，V6 导联 S 波时限 > 40 ms，符合完全性右束支传导阻滞诊断标准，同时可见 V2、V3 导联 ST 段抬高

病例简介（续）

入院后完善实验室检查，提示心肌损伤标志物显著升高，肌酸激酶同工酶 121.1 ng/mL，肌钙蛋白 I 22.59 ng/mL。次日复查心电图如下（图 40-3）。

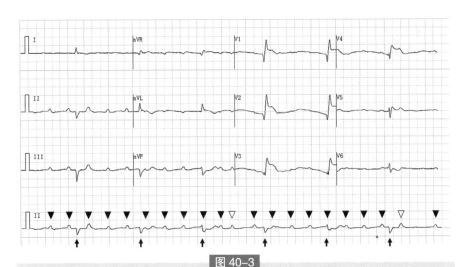

图 40-3

入院次日心电图

读图要点

① 三度房室传导阻滞伴交界性逸搏，心室率 39 次 / 分（长尾箭头所指为交界性逸搏）。

② 窦性心动过速：心房率 124 次 / 分（窦性 P 波为黑色三角箭头所指）。

③ 房早（房性 P' 波为空心三角箭头所指）。

④ 室内传导阻滞，QRS 波时限 126 ms。

⑤ V1-V4 导联 ST 段呈弓背样抬高。

⑥ II、III、aVF、V1-V6 导联呈 rS 型或 qR 型。

后　续

进一步完善心超检查，显示左室壁收缩活动普遍减弱，Simpson 法测得左室射血分数 32%，微量心包积液。冠脉 CTA 检查未见异常。综合病史及检查，考虑为重症心肌炎，予丙种球蛋白、激素、临时起搏器植入及对症支持治疗。治疗后患者病情逐渐好转，心功能恢复（射血分数恢复至 65%）。3 周后复查心电图除仍有完全性右束支传导阻滞外，其余均恢复正常（图 40-4）。

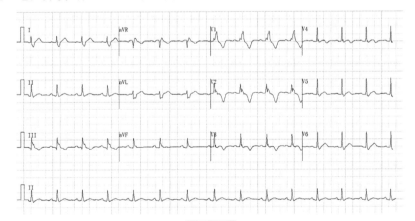

图 40-4

治疗 3 周后复查心电图

> **|读图要点**
>
> 　　完全性右束支传导阻滞：QRS 波时限 124 ms，V1 导联呈 rsR' 型，V5-V6 导联 S 波增宽。

疾病要点 📋

　　❶ 心肌炎病因分为感染性和非感染性，其中病毒感染最为常见。其临床表现差异很大，轻者无症状，重者可出现恶性心律失常、严重心力衰竭、低血压或心源性休克等。本病早期病死率高，但度过危险期后，长期预后良好。

　　❷ 心肌炎常见的心电图表现包括窦性心动过速、室性心律失常、房室传导阻滞、QRS 波增宽、QT 间期延长、广泛性 T 波倒置等。心肌炎也可出现部分导联 ST 段抬高和 Q 波形成，需与急性心肌梗死相鉴别。

　　❸ 心肌炎亦可累及心包，称为心肌心包炎，可表现为除 aVR 导联以外广泛导联 ST 段抬高，通常凹面向上。心肌炎的心电图改变通常在治疗后可逆转。

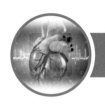

41. 心包积液

病例简介

患者，女，64 岁，因反复气促 3 年，加重 1 月入院。3 年前确诊为肺腺癌，目前化疗中。入院后突发气促加重，端坐呼吸，血压下降，急查心电图如下（图 41-1）。

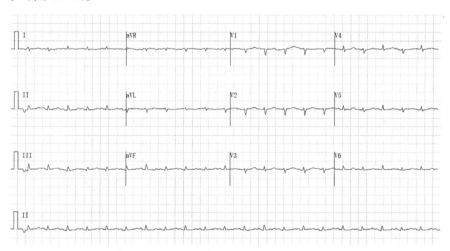

图 41-1

入院心电图

读图要点

❶ 窦性心动过速（心率 125 次／分）。

❷ 低电压：肢体导联 QRS 波振幅均＜ 0.5 mV。

③ 电交替：II 导联 QRS 波振幅随心搏呈交替性变化（图 41-2）。

④ T 波低平。

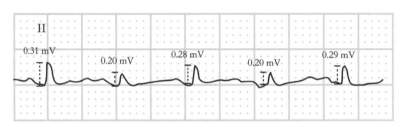

图 41-2

II 导联 QRS 波电交替，可见 QRS 波振幅随心搏呈交替性变化

后　续

患者入院后立即完善床边心超检查，提示大量心包积液（图 41-3），根据症状及心超结果，考虑心包填塞，予心包穿刺引流术，引流后患者症状明显好转，生命体征平稳，复查心电图恢复正常（图 41-4）。

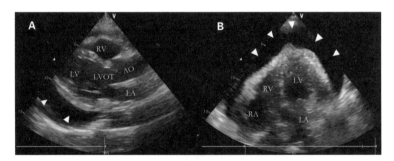

图 41-3

心超检查见大量心包积液（三角箭头所指处）。（A）胸骨旁长轴切面；（B）心尖四腔心切面。AO，主动脉；LA，左心房；LV，左心室；RA，右心房；RV，右心室；LVOT，左室流出道

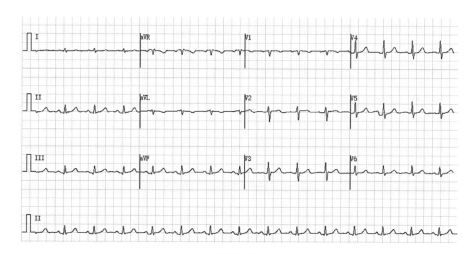

图 41-4

心包穿刺引流后次日复查心电图

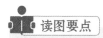 读图要点

正常心电图，窦性心律（心率 87 次 / 分）。

疾病要点

❶ 多种病因均可引起心包积液，常见如急性心包炎、恶性肿瘤（如本例）、自身免疫性疾病、心肌梗死或心脏手术后、肾衰竭、主动脉夹层等。若短期内出现大量心包积液可引起心包填塞，出现呼吸困难及 Beck 三联征表现：血压低、心音遥远、颈静脉怒张，应立即行心包穿刺引流。

❷ 心包积液最常见的心电图表现为窦性心动过速、QRS 波群低电压及电交替（如本例）。其中电交替通常见于大量心包积液（通常伴有心包填塞），特点为肢体导联和胸前导联上每次心搏的 QRS 电轴会出现交替性

131

改变，这与心包大量积液时心脏在心包腔中的摆动有关。电交替伴窦性心动过速对诊断心包积液（常为心包填塞）的特异性非常高，但敏感性较低。电交替还可出现于严重的缺血性心脏病、肺动脉栓塞等情况。

电解质、内分泌篇

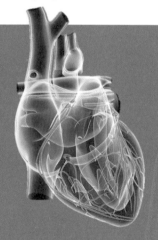

基于心电图的心内科典型病例分析

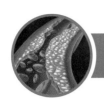

42. 高钾血症

患者，男，96 岁，因胸闷、乏力伴腹泻 1 月余，加重 2 日入院。既往有 2 型糖尿病、肾功能不全（CKD 3 期）病史。入院查心电图如下（图 42-1）。

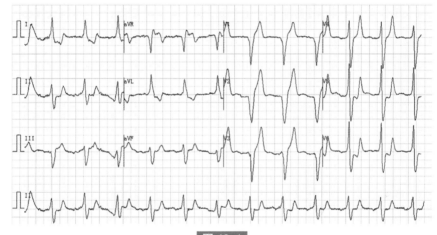

图 42-1

入院心电图

读图要点

❶ P 波低平。

❷ 一度房室传导阻滞：PR 间期延长，> 200 ms（此例 210 ms）。

❸ 室内传导阻滞：QRS 波增宽，时限 > 110 ms（此例 176 ms），不符合左束支或右束支传导阻滞诊断标准。

❹ T 波高尖（图 42-2）。

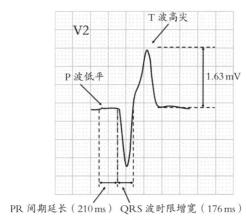

PR 间期延长（210 ms） QRS 波时限增宽（176 ms）

图 42-2

此例心电图 P 波低平，PR 间期延长，QRS 波时限增宽，T 波高尖

后 续

患者入院后急查电解质提示高钾血症（血清钾浓度为 8.2 mmol/L），立即予葡萄糖酸钙、呋塞米、葡萄糖 + 胰岛素、碳酸氢钠等降钾处理，治疗后复测血钾恢复正常（血清钾浓度为 4.3 mmol/L），患者病情好转后出院。

疾病要点

❶ 高钾血症可伴有多种心电图改变。通常初期会出现 T 波高尖，可能是因为高钾血症可使心肌细胞部分去极化，致使静息电位更接近阈电位，电压门控钠通道（NaV 1.5）更易激活，导致心肌细胞更易出现同步的复极化，呈现出心电图上窄而高耸的 T 波。随着血钾的进一步增加，NaV 1.5 失活，内向整流钾通道（Kir）激活，快速复极化，同时高钾阻碍浦肯野纤维心肌细胞去极化，导致传导速度减慢。故心电图表现（图 42-3）为 PR 间期延长、QRS 波增宽、室内传导阻滞等。后续 P 波可能消失，QRS 波群进一步增宽呈正弦波型，最后心电活动完全消失，心电图呈水平线。需要注意的是，

上述心电图改变与血钾水平并非完全对应，存在较大的个体化差异。

❷ 高钾血症可引起多种传导阻滞：左／右束支传导阻滞、双分支传导阻滞及高度房室传导阻滞等。此外高钾血症相关的心律失常还包括窦性心动过缓、窦性停搏、缓慢型室性自主心律、室速、室颤及停搏等。

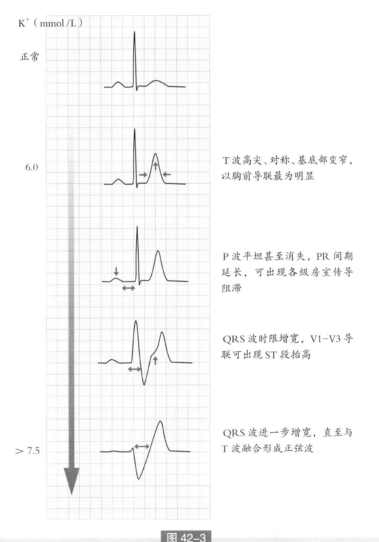

K^+（mmol/L）

正常

6.0　　　　　　　　　　　　　　T波高尖、对称、基底部变窄，以胸前导联最为明显

P波平坦甚至消失，PR间期延长，可出现各级房室传导阻滞

QRS波时限增宽，V1-V3导联可出现ST段抬高

> 7.5　　　　　　　　　　　　　QRS波进一步增宽，直至与T波融合形成正弦波

图 42-3

高钾血症时随血钾浓度增高的各类心电图表现

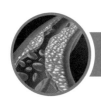

43. 低钾血症

病例简介

患者，男，46岁，因渐进性全身乏力4日余入院。伴有跌倒3次、恶心、呕吐，入院查心电图如下（图43-1）。

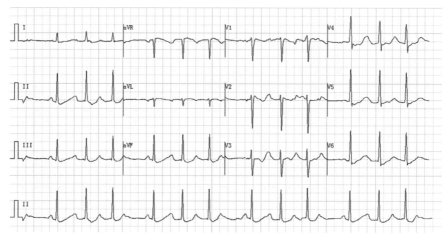

图 43-1

入院心电图

读图要点

1. 二度Ⅰ型房室传导阻滞：PP间期规则，PR间期逐渐延长直至P波后脱落QRS-T波群，此后恢复并再次逐渐延长。脱落前PR间期最长，脱落后PR间期最短。

2. ST段压低，T波低平、倒置，U波明显，呈T-U融合波（图43-2）。

❸ QT 间期延长，此例 QT 间期 438 ms，QTc 515 ms。

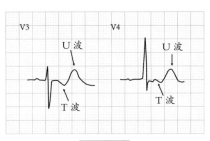

图 43-2

此例心电图 T 波低平、倒置，并与高大的 U 波融合，形成 T-U 融合波

后 续

患者入院后急查电解质提示低钾血症（血清钾浓度为 1.8 mmol/L），立即给予患者静脉及口服补钾治疗，复查血清钾浓度为 4.3 mmol/L，患者病情好转后出院。

疾病要点

❶ 低钾血症的病因包括摄入减少、细胞内转移增多及胃肠道或尿中钾丢失增多等。临床表现为肌无力、心律失常等，通常与低钾严重度相关，补钾后可缓解。低钾血症常伴有低镁血症，更易诱发恶性心律失常，故补钾治疗时需注意补镁。此外，低钾血症可增强洋地黄过量所致的心脏毒性作用。

❷ 低钾血症的典型心电图表现为 ST 段压低、T 波压低、U 波振幅增高，可出现 T-U 波融合，需与长 QT 综合征相鉴别。此外，低钾血症常可诱发室早、房早、房速、房颤、房扑、室速（包括尖端扭转型）、二度及三度房室传导阻滞等。

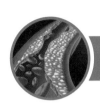

44. 高钙血症

病例简介

患者，男，49岁，因全身乏力伴关节疼痛1月余入院。膝关节、双手指间关节疼痛明显，以清晨为著，起身困难。入院查心电图如下（图44-1）。

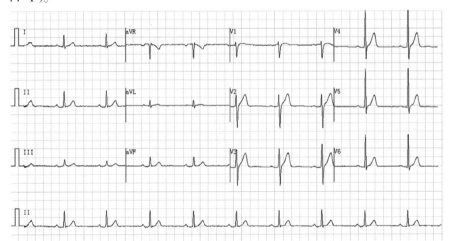

图 44-1

入院心电图

读图要点

① 窦性心动过缓（心率58次/分）。

② QT间期缩短，QTc < 390 ms，此例QT间期310 ms，QTc 304 ms（图44-2）。

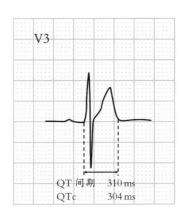

V3

QT 间期　　310 ms
QTc　　　 304 ms

图 44-2
此例心电图 QT 间期缩短

后　续

　　患者入院后完善检查示血钙明显增高（4.36 mmol /L），其余电解质正常，予降钙治疗。进一步完善检查，提示甲状旁腺激素显著增高（1632.5 pg /mL）。超声检查提示右侧甲状腺下极、背侧甲状旁腺区结节样病灶，考虑为甲状旁腺来源。甲状旁腺显像见右侧甲状腺后方结节，MIBI摄取阳性，考虑甲状旁腺瘤，有手术指征。遂于排除禁忌后行右侧甲状旁腺切除术、右侧甲状腺全切术，手术病理显示甲状旁腺癌。术后患者病情好转后出院。

疾病要点

　❶ 高钙血症最常见的病因为甲状旁腺功能亢进和恶性肿瘤。

　❷ 高钙血症常见的心电图表现包括 QT 间期缩短、心动过缓、QRS 波时限延长，少数患者还可出现 QRS 波振幅增加、T 波低平、Osborn 波、房室传导阻滞等。

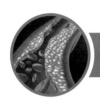

45. 甲状腺功能亢进症

病例简介

患者，男，25岁，因胸闷、心悸1月，加重伴腹胀1周入院。急诊（图45-1）及入院后（图45-2）查心电图分别如下。

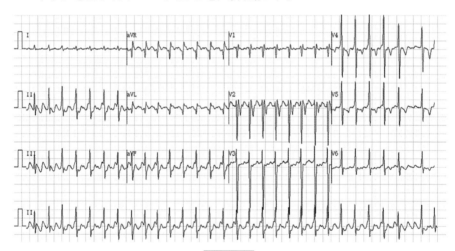

图 45-1

急诊心电图

读图要点

❶ 快室率房颤：

（1）P波消失，代之以f波。

（2）RR间期绝对不规则，平均心室率184次/分。

❷ ST-T改变。

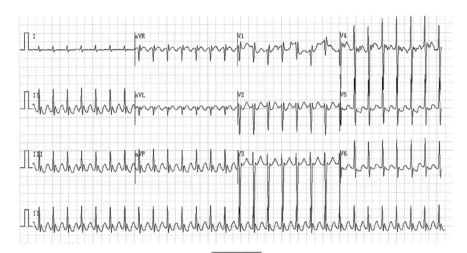

图 45-2

入院后心电图

读图要点

房扑（2:1 传导）：

❶ P 波消失，代之以锯齿状房扑波（F 波），频率 344 次/分。

❷ 房室传导比呈 2:1。

后 续

患者入院后查甲状腺功能，显示 FT3 9.78 pmol/L（参考值 2.63 ～ 5.70 pmol/L），FT4 38.95 pmol/L（参考值 9.01 ～ 19.04 pmol/L），TSH 0.0001 μIU/mL（参考值 0.35 ～ 4.94 μIU/mL），NT-proBNP 升高（4363.0 pg/mL），心超检查提示左室增大（舒张末期内径 61 mm，收缩末期内径 43 mm），左室射血分数 55%。查甲状腺 B 超示双侧甲状腺形态饱满伴小结节影。考虑诊断为甲状腺功能亢进性心脏病，给予抗甲状腺药物、β 受体阻滞剂、沙库巴曲缬沙坦、抗凝治疗等，患者病情逐渐好转后出院。

疾病要点

❶ 甲状腺功能亢进（简称甲亢）时，过多的甲状腺素可以直接或者间接地作用于心脏，引起心律失常、心肌收缩力增加、心力衰竭、心绞痛等。治疗主要为控制甲亢，包括放射性碘、抗甲状腺药物、手术等手段；用 β 受体阻滞剂控制心率；如有心衰还需予抗心衰治疗。

❷ 甲亢常见的心电图表现为窦性心动过速、房颤、房扑等心律失常。其中 10% ～ 20% 的甲亢患者会出现房颤，治疗后 60% 的患者可转复。另外甲亢会导致心输出量增加、心率增加、外周血管阻力下降等，可出现收缩期高血压，心电图可表现为左室高电压、ST–T 改变等。

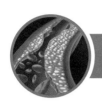

46. 甲状腺功能减退症

 病例简介

患者，男性，29 岁，因体检发现心动过缓 3 周入院。入院查心电图如下（图 46-1）。

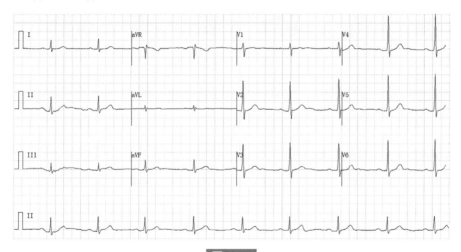

图 46-1

入院心电图

读图要点

❶ 窦性心动过缓（心率 53 次 / 分）。

❷ 一度房室传导阻滞：PR 间期 > 200 ms（此例 220 ms）。

后续

患者入院后完善相关检查，查甲状腺功能显示 FT3 0.54 pmol/L（参考值 2.63 ～ 5.70 pmol/L），FT4 6.19 pmol/L（参考值 9.01 ～ 19.04 pmol/L），TSH 11.6 μIU/mL（参考值 0.35 ～ 4.94 μIU/mL）。考虑诊断为甲状腺功能减退症（简称甲减），给予左甲状腺素替代治疗，患者病情好转后出院。

疾病要点

❶ 甲减是因甲状腺激素缺乏或组织利用不足而出现的全身性低代谢综合征，表现为代谢水平降低和黏液性水肿等。甲状腺素替代治疗为首选治疗方式。

❷ 甲减的常见心电图表现包括窦性心动过缓、一度房室传导阻滞（如此例）、低电压、QT 间期延长等。

其他疾病篇

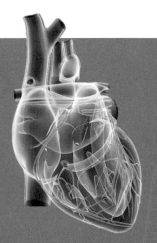

基于心电图的心内科典型病例分析

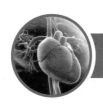

47.洋地黄中毒

病例简介

患者，男，83 岁，因发作性胸闷、气促 10 年，加重 10 天入院。既往有房颤、心功能不全病史，长期口服地高辛，入院查心电图如下（图 47-1）。

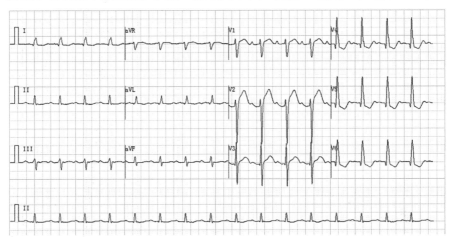

图 47-1

入院心电图

读图要点

❶ 一度房室传导阻滞：PR 间期延长，> 200 ms（此例 218 ms）。

❷ 室内传导阻滞：QRS 波增宽，时限 > 110 ms（此例 120 ms），不符合左束支或右束支传导阻滞诊断标准。

❸ V4-V6 导联 ST 段下斜型压低，呈"鱼钩样"改变，T 波双向（图 47-2）。

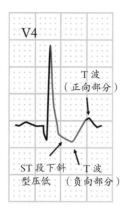
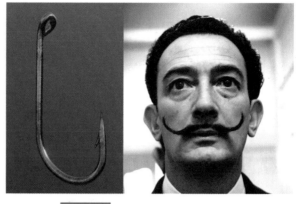

图 47-2

此例心电图 V4-V6 导联 ST 段下斜型压低，与双向 T 波融合形成特征性的"鱼钩样"改变，形似萨尔瓦多·达利的胡须

病例简介（续）

次日患者突发意识丧失，立即给予心肺复苏，急查心电图如下（图 47-3）。

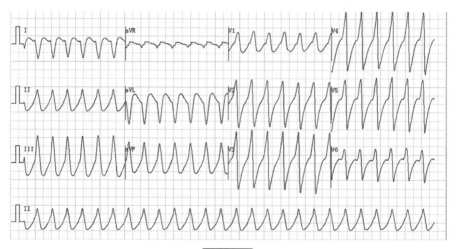

图 47-3

入院次日突发意识丧失时心电图

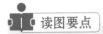 读图要点

室速：

❶ QRS 波宽大畸形，时限 170 ms，心室率 161 次 / 分。

❷ 胸前导联 QRS 波无 RS 型，根据 Brugada 四步法（详见"特发性室性心动过速"节）可诊断为室速。

后 续

立即给予同步电复律后，患者意识恢复，心电图恢复窦性心律。后续完善检查，显示地高辛血药浓度＞4 ng/mL，证实洋地黄中毒，遂停用地高辛。患者住院期间反复发作室速、急性左心衰、心源性休克，虽积极抢救仍无效，最终死亡。

疾病要点

❶ 洋地黄效应：心电图表现为 ST 段下斜型压低与双向或倒置的 T 波共同形成特征性的"鱼钩样"改变，国际上也称之为"萨尔瓦多·达利的胡须"。其他心电图表现包括 QT 间期缩短、PR 间期延长、U 波明显、T 波终末部分高尖等。需注意的是，洋地黄效应仅提示患者应用了洋地黄，不能据此诊断为洋地黄中毒。

❷ 洋地黄中毒：当洋地黄血药浓度超过 2 ng/mL 时通常可诊断。此时应立即停药，可给予地高辛特异性抗体（Fab）片段治疗，并纠正电解质紊乱。如合并缓慢性心律失常，可给予阿托品，必要时安装临时起搏器；如合并快速性心律失常，可给予苯妥英钠或利多卡因等。

❸ 洋地黄中毒的常见心律失常包括频发室早、室速（如本例）、窦性心动过缓、慢室率房颤、房颤合并三度房室传导阻滞以及各种类型的房室传导阻滞等。

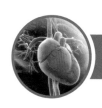

48. 急性肺栓塞

病例简介

患者，男，65岁，因下肢酸胀10日，胸闷、气促6日入院。活动后症状加重，伴乏力、头晕，无咯血。入院查心电图如下（图48-1）。

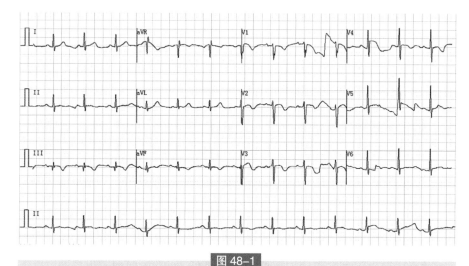

图 48-1

入院心电图

读图要点

❶ I 导联出现 S 波，呈 Rs 型。

❷ III 导联出现 Q 波，呈 qrs 型。

❸ II、III、aVF、V1-V6 导联 T 波低平、倒置（图48-2）。

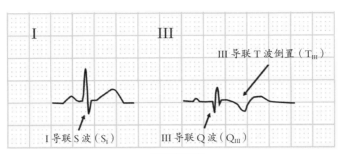

图 48-2

此例心电图 I 导联出现 S 波，III 导联出现 Q 波伴 T 波倒置，即 $S_I Q_{III} T_{III}$ 现象

后 续

患者入院后完善肺动脉 CTA 检查，显示两侧肺动脉主干及各级分支内见条片状、管状低密度充盈缺损（图 48-3），肺栓塞诊断明确，予利伐沙班进行抗凝治疗等。患者病情平稳后出院。

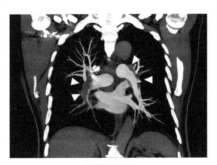

图 48-3

肺动脉 CTA 显示双侧肺动脉主干及各级分支充盈缺损（三角箭头所指）

疾病要点

❶ 肺栓塞是以各种栓子（如血栓、肿瘤、空气、脂肪等）阻塞肺动脉系统所致的一组疾病或临床综合征。临床表现为呼吸困难、胸痛、咯血等，需抗凝治疗，高危患者需溶栓治疗。

❷ 急性肺栓塞会导致右室负荷增加、急性右室扩张，使心脏沿长轴做顺钟向转位，从而影响了起始向量和终末向量的移位。故心电图表现为 I 导联 S 波加深，III 导联 Q 波出现及 T 波倒置，即 $S_IQ_{III}T_{III}$。需注意的是，仅 20% 的肺栓塞患者心电图有此改变，且特异性较低。

❸ 急性肺栓塞的常见心电图改变还包括窦性心动过速、前壁导联 T 波倒置（如此例）和不完全性右束支传导阻滞等。经过治疗，部分心电图改变可以逆转。

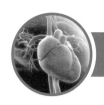

49. 肺动脉高压

病例简介

患者，女，65 岁，因活动后胸闷、气促 8 月，咯血 1 周入院。既往有长期蛋白尿病史。查体可见面部蝶形红斑。入院查心电图如下（图 49-1）。

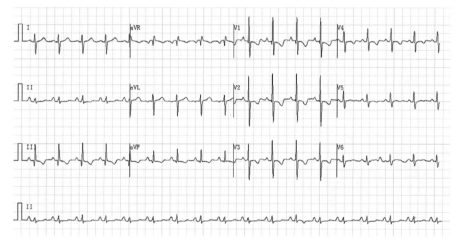

图 49-1

入院心电图

❶ 窦性心动过速（心率 105 次 / 分）。

❷ V1 导联 R/S > 1，$R_{V1}+S_{V5}$ > 1.05mV，顺钟向转位（图 49-2）。

❸ 心电轴右偏（+118°）。

❹ ST-T 改变。

155

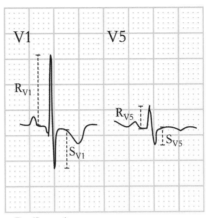

- $R_{V1}/S_{V1} > 1$
- $R_{V1}+S_{V5}=1.76\,mV$，$> 1.05\,mV$

图 49-2

此例心电图 V1 导联 R/S > 1，$R_{V1}+S_{V5}$ > 1.05 mV，伴 ST-T 改变

后续

患者入院后完善心超检查，提示重度肺动脉高压（估测压力 86 mmHg）伴中度三尖瓣关闭不全，右心增大（图 49-3）。完善各项化验，血常规提示三系降低，免疫指标提示 ANA、抗 dsDNA 抗体阳性。结合病史及化验结果，诊断为系统性红斑狼疮，给予激素、免疫抑制剂治疗原发病，靶向治疗降低肺动脉压力等，患者症状好转后出院。

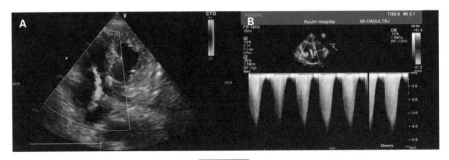

图 49-3

心超显示右心增大（A）及重度肺动脉高压，估测压力 86 mmHg（B）

疾病要点

❶ 肺高压定义为静息下肺动脉压力增高（＞25 mmHg），可表现为呼吸困难、乏力、水肿、纳差甚至咯血等，临床分为5型：

（1）1型：特发性肺动脉高压。

（2）2型：左心疾病所致肺高压。

（3）3型：慢性肺疾病及低氧血症所致肺高压。

（4）4型：肺动脉阻塞所致肺高压。

（5）5型：不明确的多因素机制导致的肺高压。

❷ 此例由系统性红斑狼疮引起，属于1型肺高压即特发性肺动脉高压。特发性肺动脉高压的治疗包括对因治疗、钙拮抗剂（血管反应试验阳性者）、靶向治疗等。

❸ 肺高压可导致右室肥厚、右房增大，常见的心电图表现包括 V1 导联 R/S ≥ 1，心电轴右偏 ≥ 90°，$R_{V1}+S_{V5} > 1.05\,mV$，常伴有 ST–T 改变（以上特点此例均包括），部分患者可出现 P 波高尖。

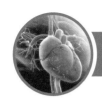

50. 右位心

病例简介

　　患者，女，61岁，因活动后胸痛半月入院。胸痛呈压榨性，向背部放射，休息后可缓解。入院查心电图如下（图50-1），将左右手反接，并将胸前导联放置于右胸后记录心电图如下（图50-2）。

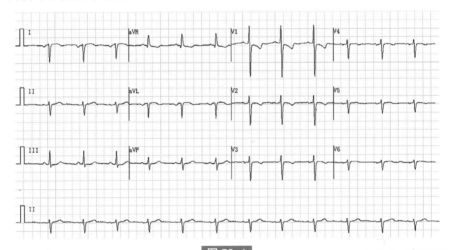

图 50-1

入院心电图

读图要点

右位心：

❶ I、aVL 导联 P-QRS-T 波群均向下。

❷ aVR 导联 P-QRS-T 波群均向上。

③ V1-V6 导联 R 波逐渐减小，S 波逐渐加深。

④ 心电轴极度右偏（+167°）。

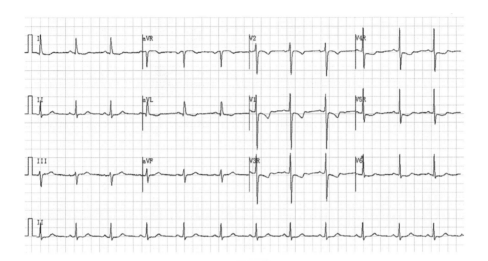

图 50-2

肢体导联左右手反接，并将胸前导联放置于右胸后记录的心电图

读图要点

V1、V3R-V6R 导联 ST 段压低，T 波低平倒置。

后 续

　　患者完善胸片检查证实为右位心（图 50-3），查心肌损伤标志物正常，排除禁忌后行冠脉造影检查，显示左主干开口 90% 狭窄，左前降支开口 75% 狭窄，左回旋支近中段 60% 狭窄，右冠状动脉大致正常。于左主干、左前降支病变处植入支架，术顺，术后患者症状缓解，康复出院。

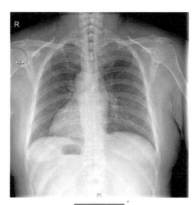

图 50-3

胸部正位片显示右位心

疾病要点

❶ 右位心包括镜像右位心、右旋心和心脏右移。本例是镜像右位心，即心房、心室及大血管的位置有如正常心脏的镜像。

❷ 镜像右位心的心电图特点包括 I 导联 P-QRS-T 波群均向下，aVR 导联 P-QRS-T 波群均向上，V1-V6 导联 R 波逐渐减小，S 波逐渐加深。

❸ 此类患者可反接肢体导联左右手，并将胸前导联放置于右胸后再次记录心电图以明确诊断。